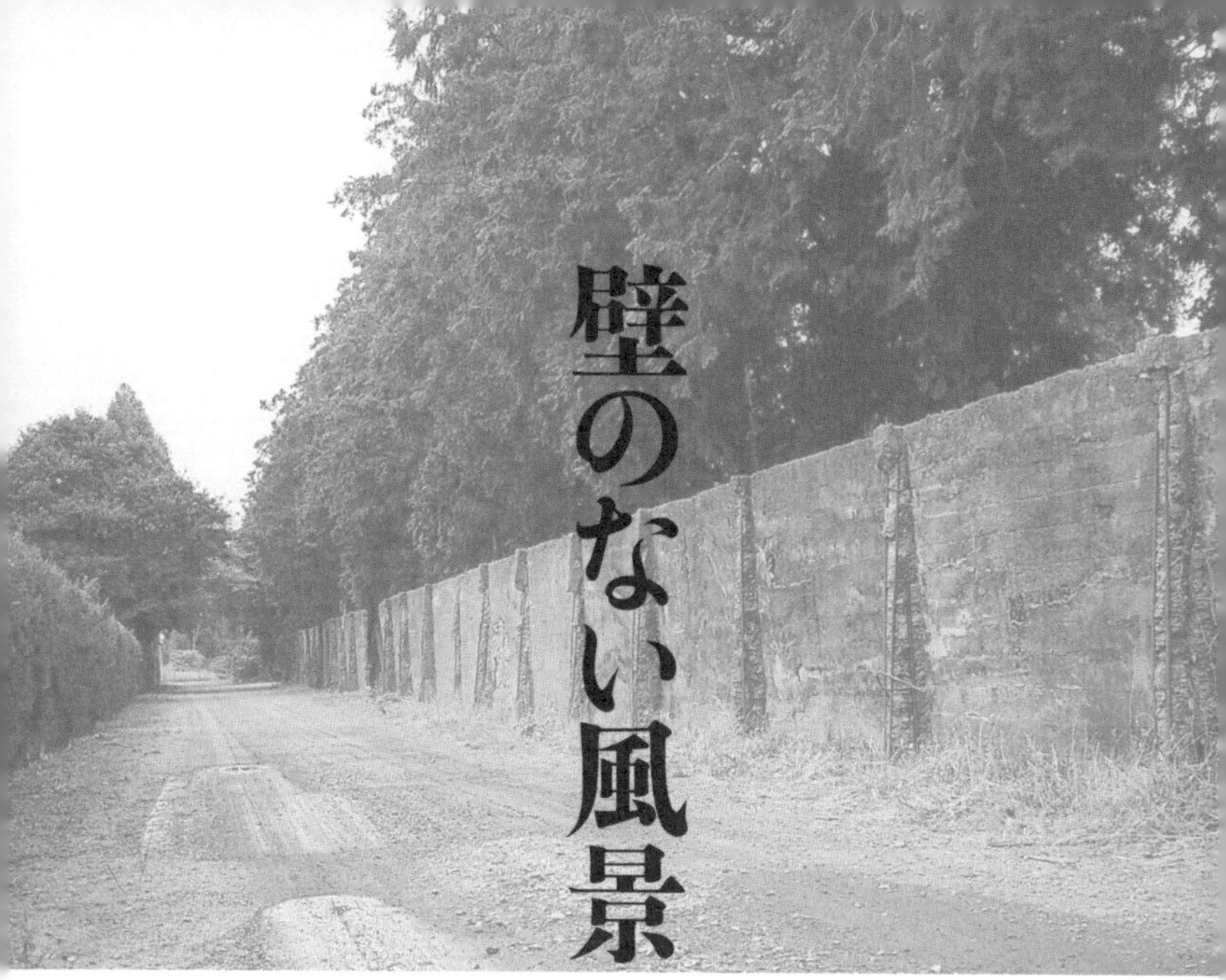

壁のない風景

ハンセン病を生きる

井上佳子

Inoue Keiko

弦書房

壁を越えて伝える

(菊池恵楓園絵画クラブ「金陽会」作品抄)

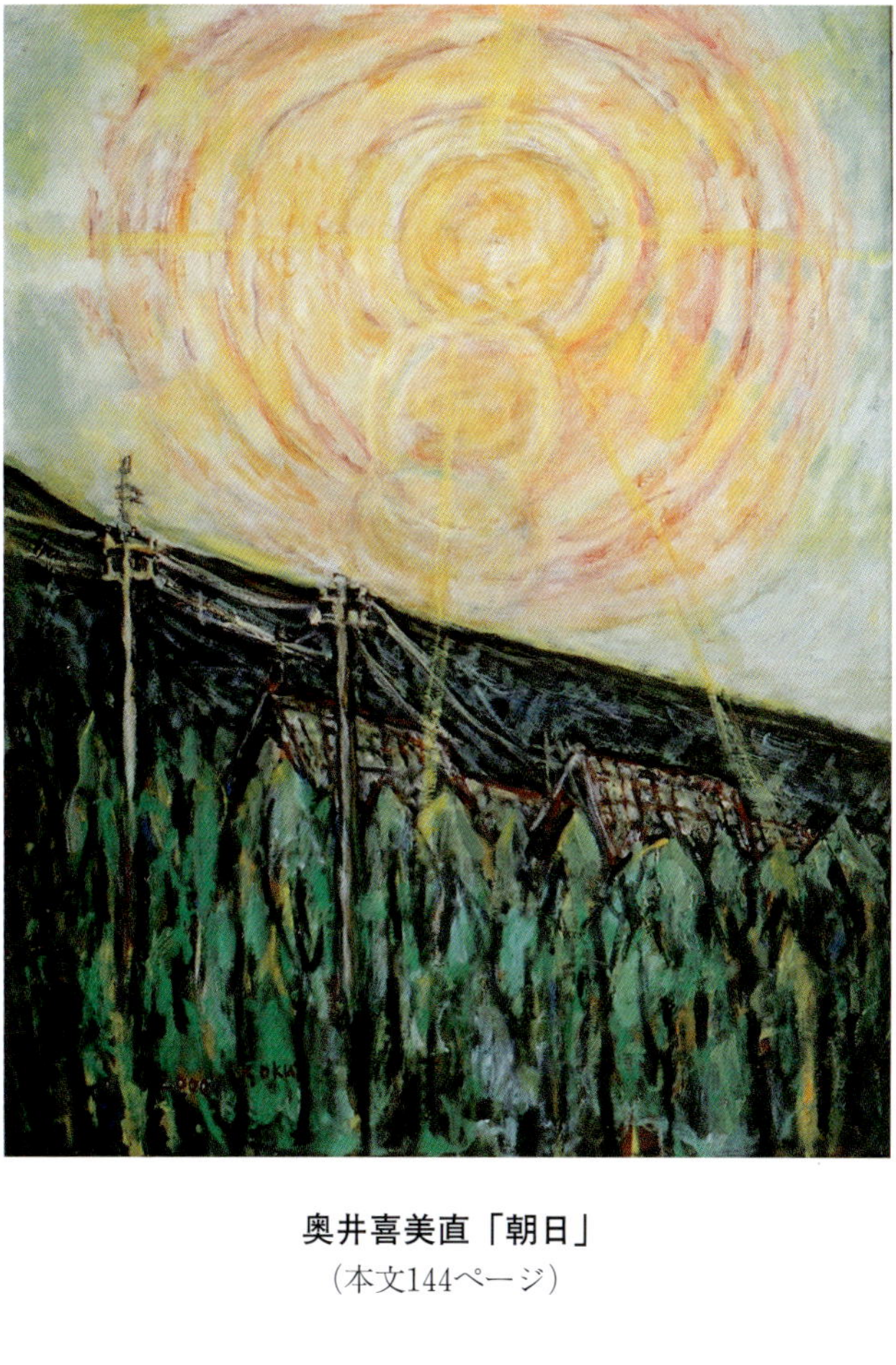

奥井喜美直「朝日」

(本文144ページ)

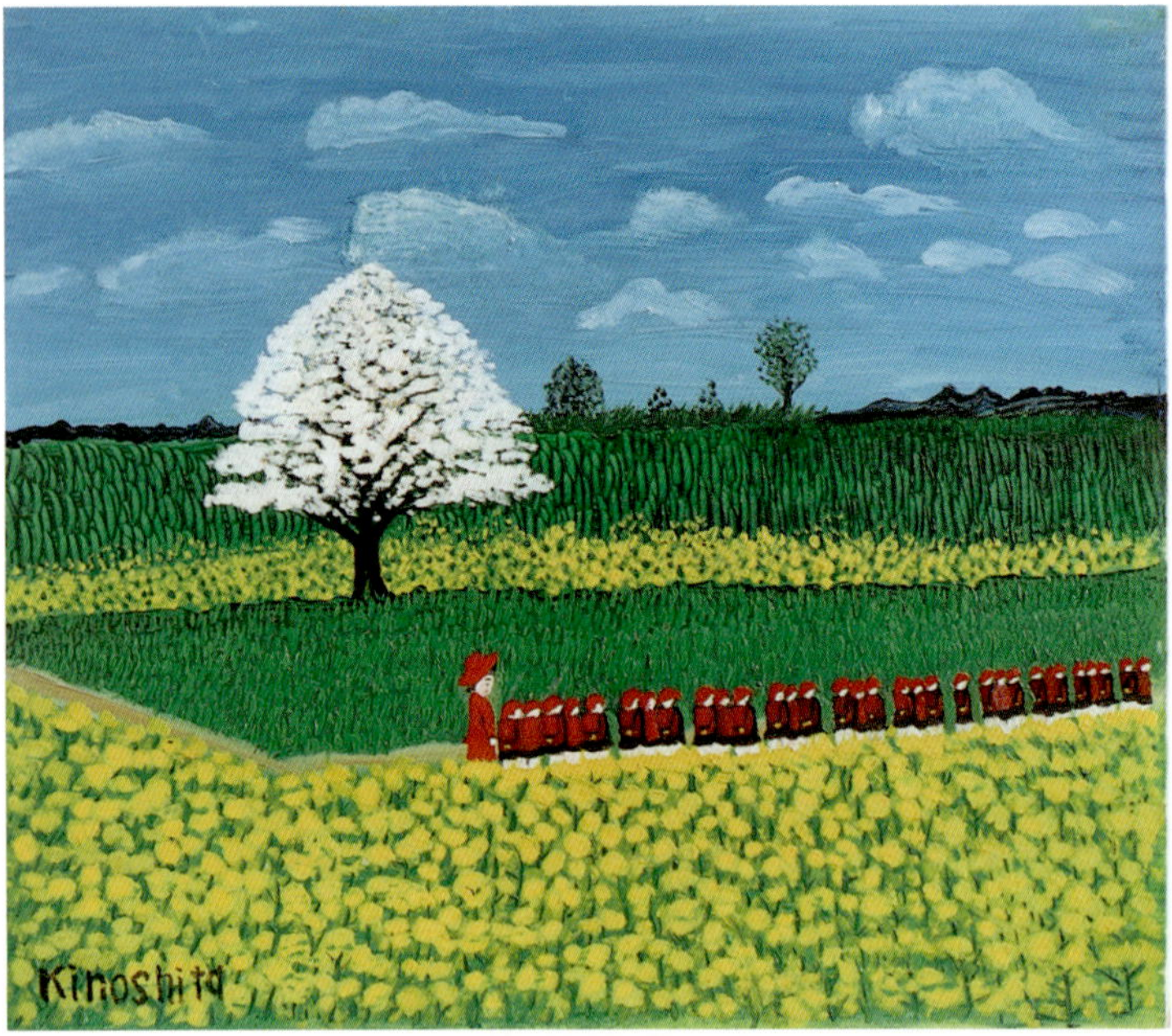

木下今朝義「遠足」

（本文124ページ）

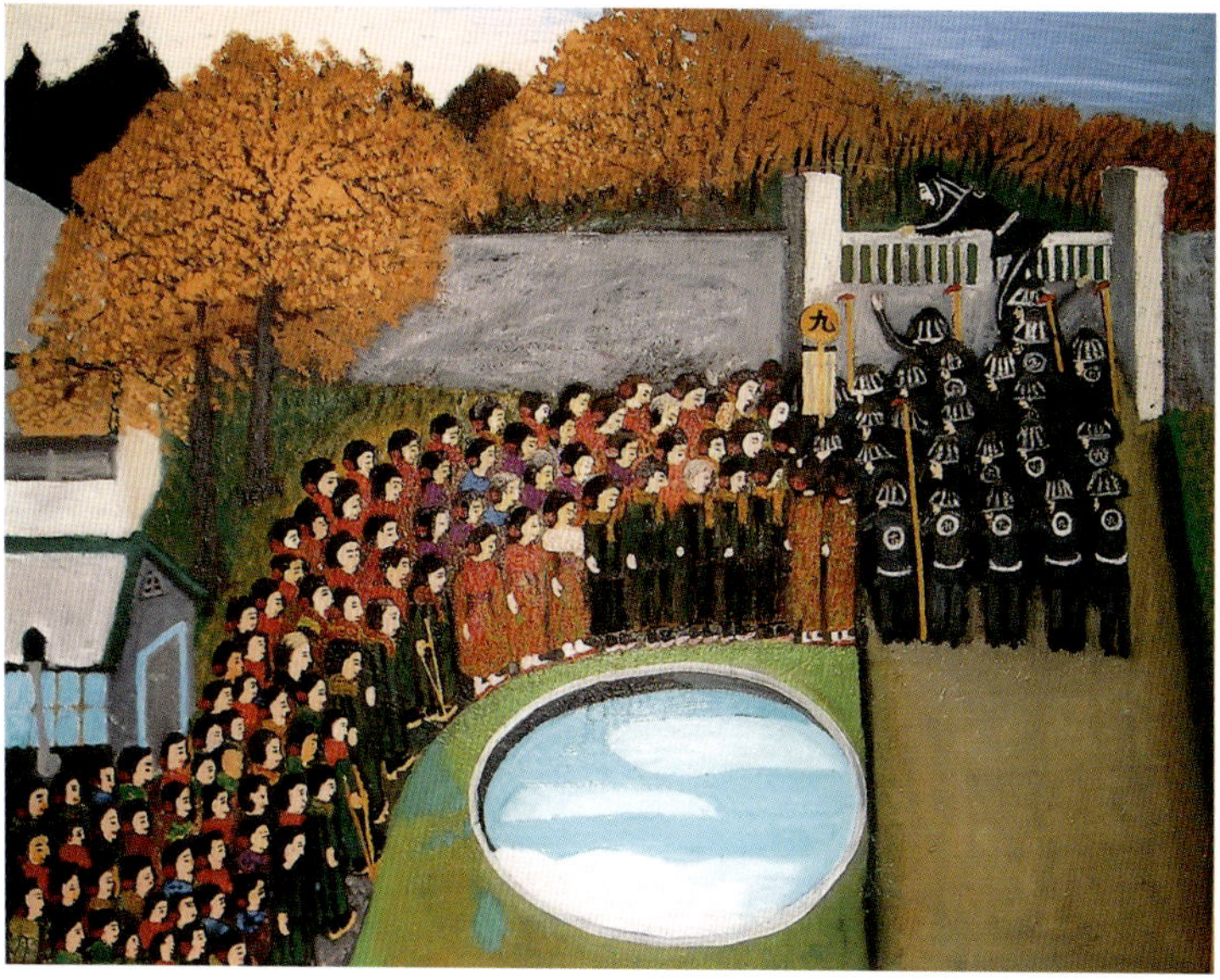

木下今朝義「集団脱走」
（本文128ページ）

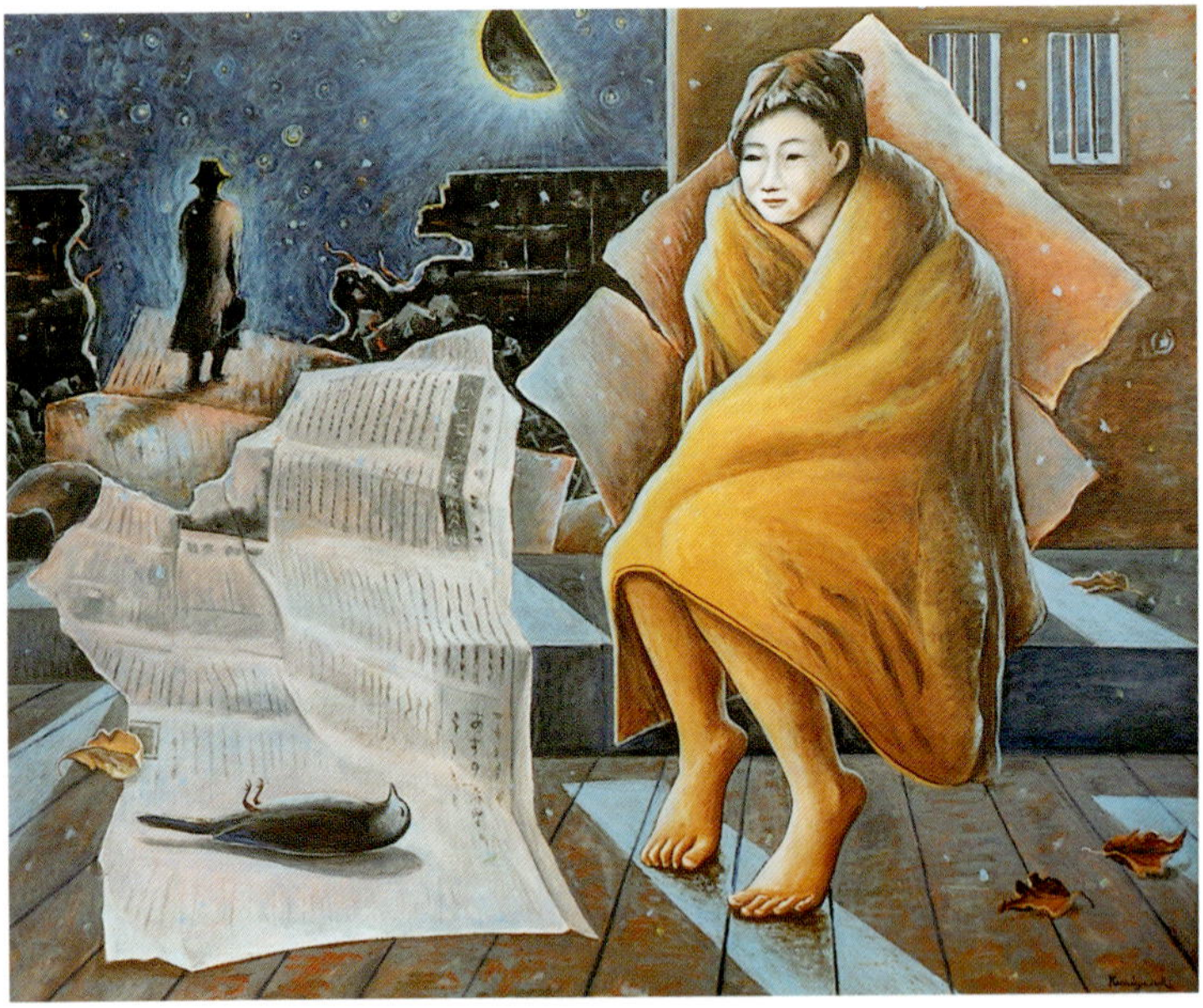

吉山安彦「月影の哀歌」

（本文155ページ）

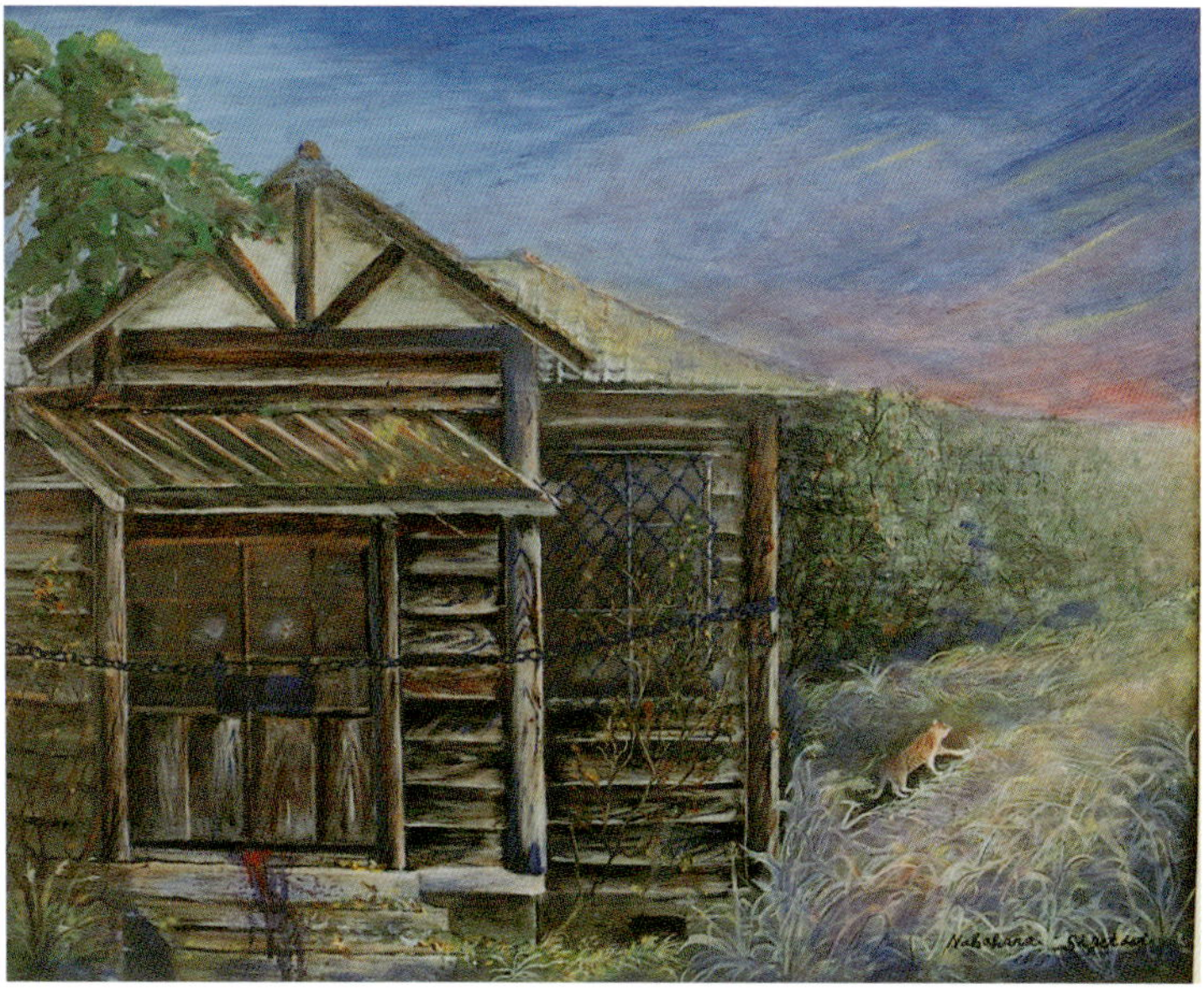

中原繁敏「鎖」

（本文133ページ）

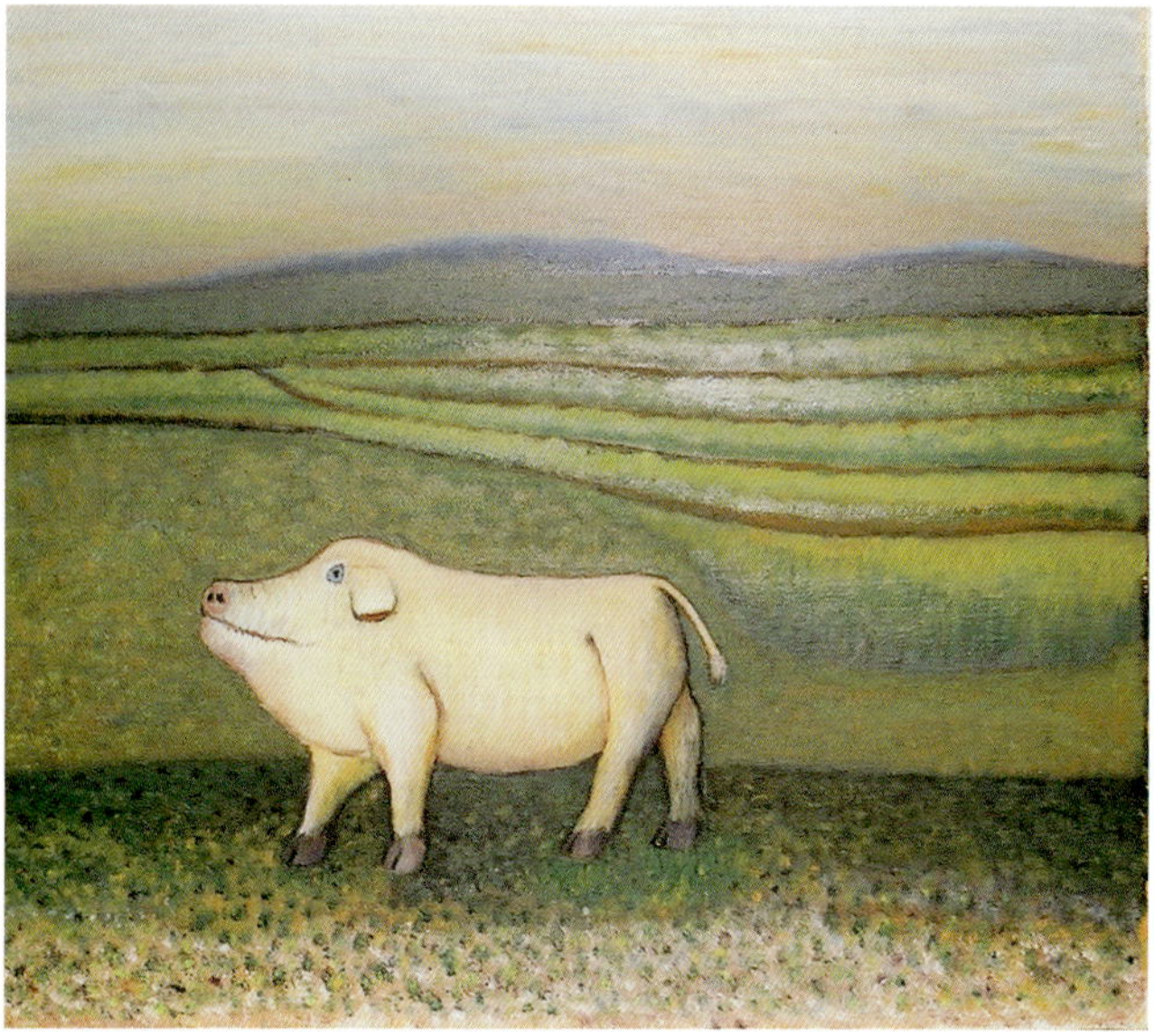

大山清長「奄美の豚」

（本文157ページ）

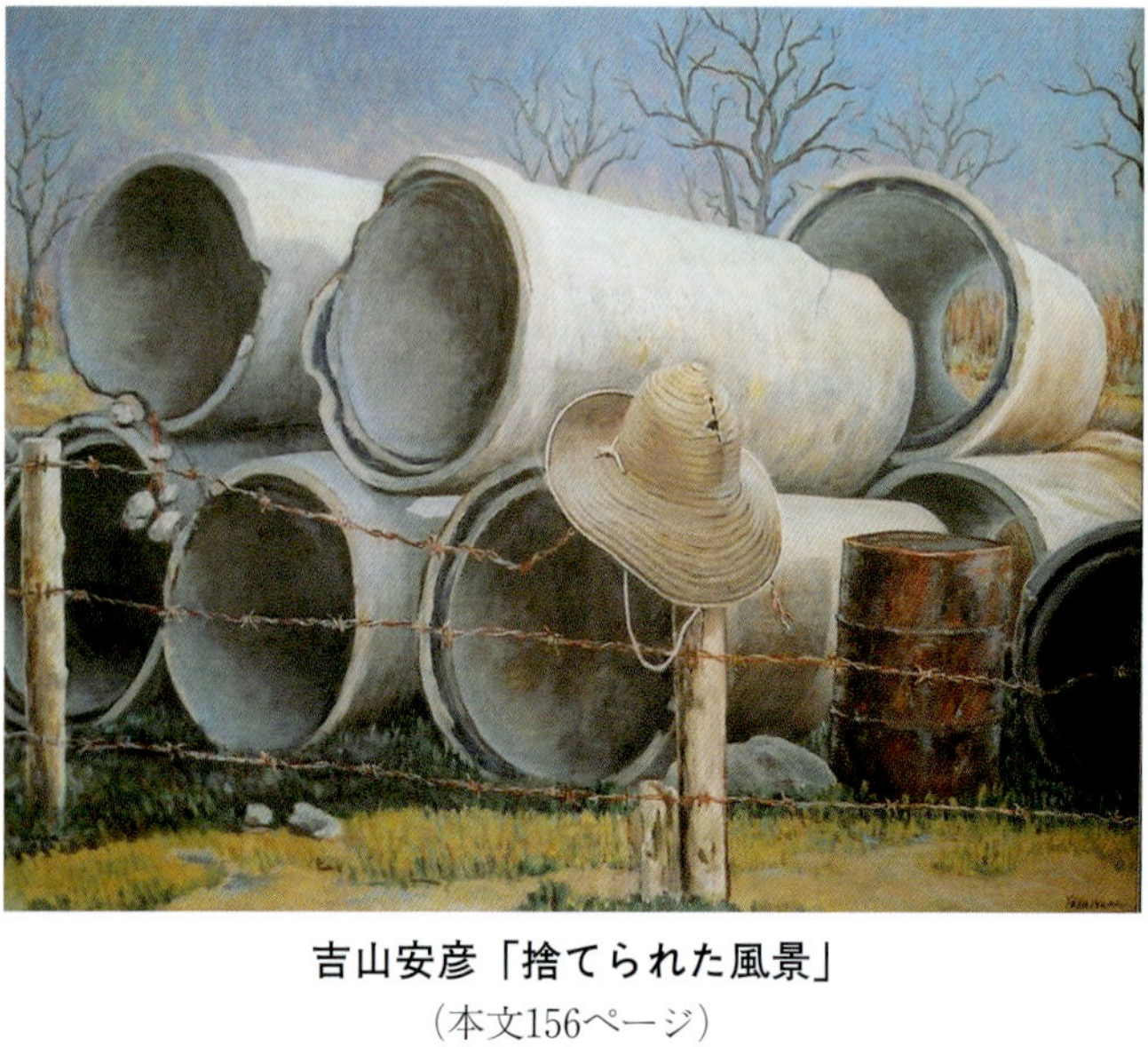

吉山安彦「捨てられた風景」

（本文156ページ）

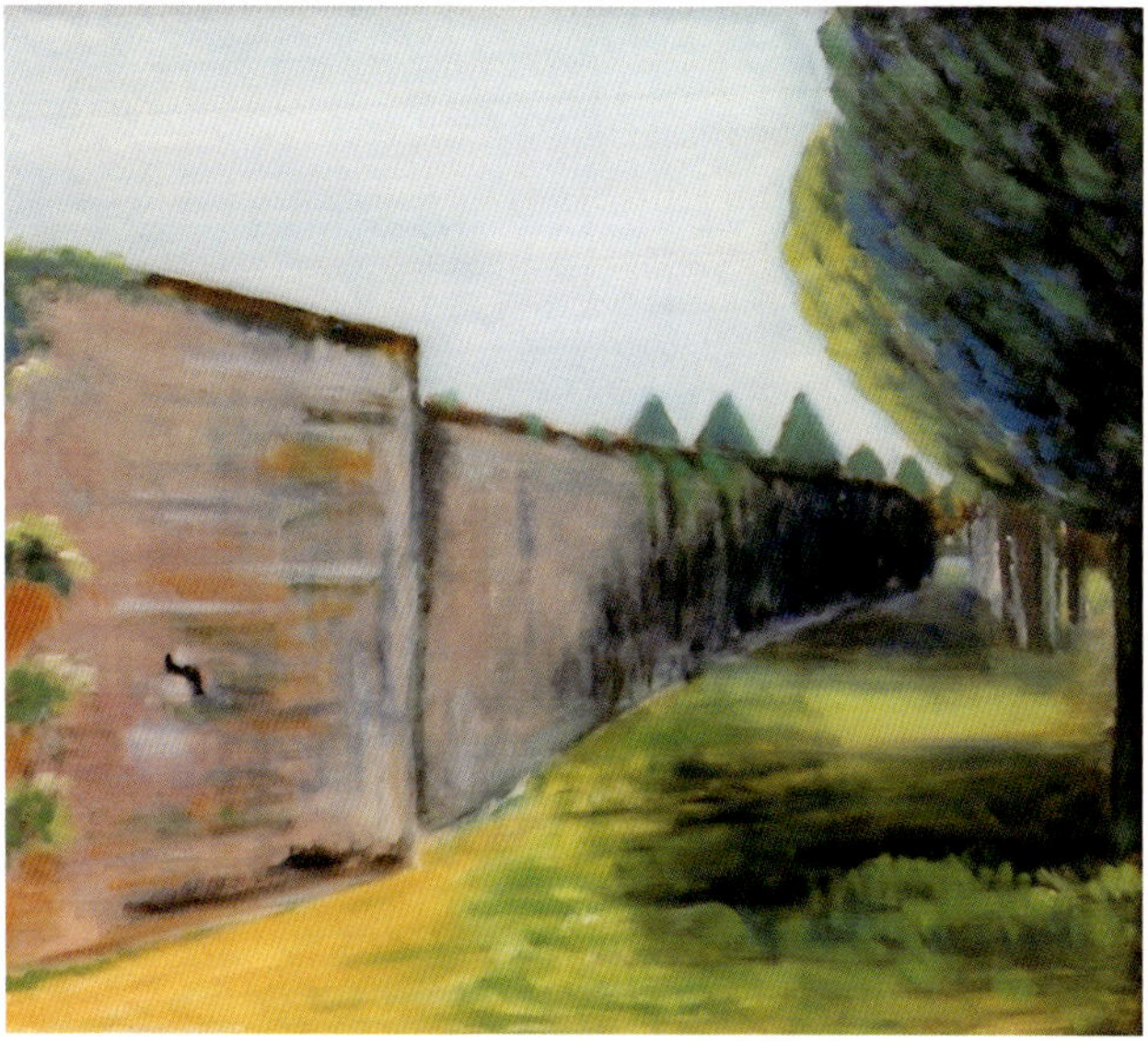

入江章子「壁のある風景」

（本文165ページ）

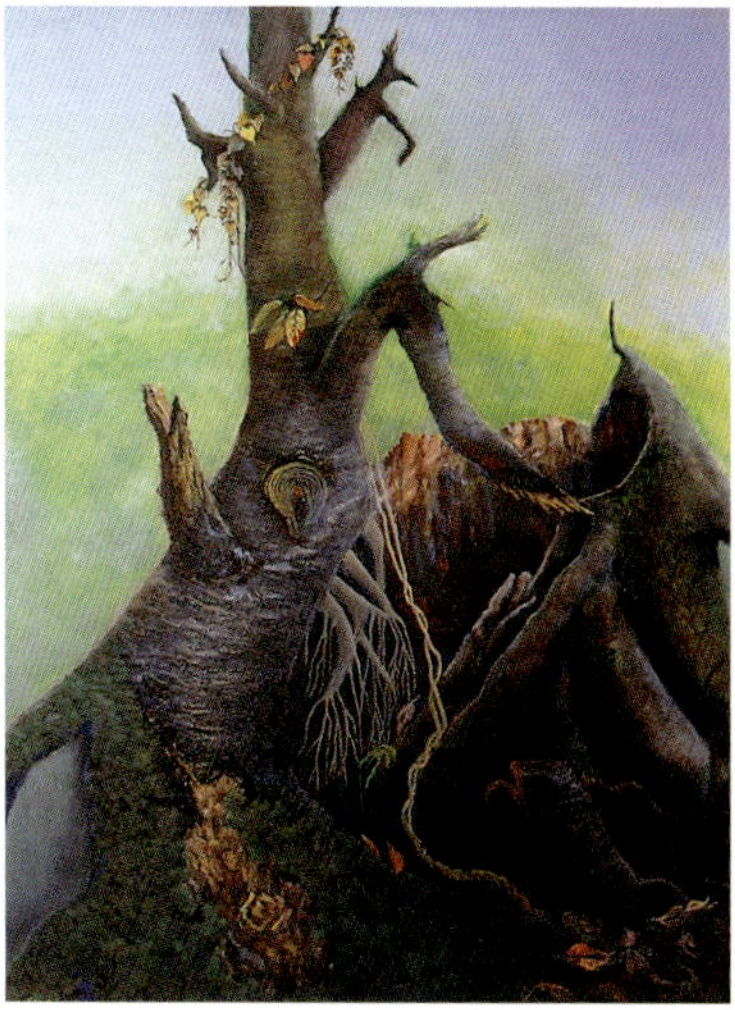

中原繁敏「古木」

（本文143ページ）

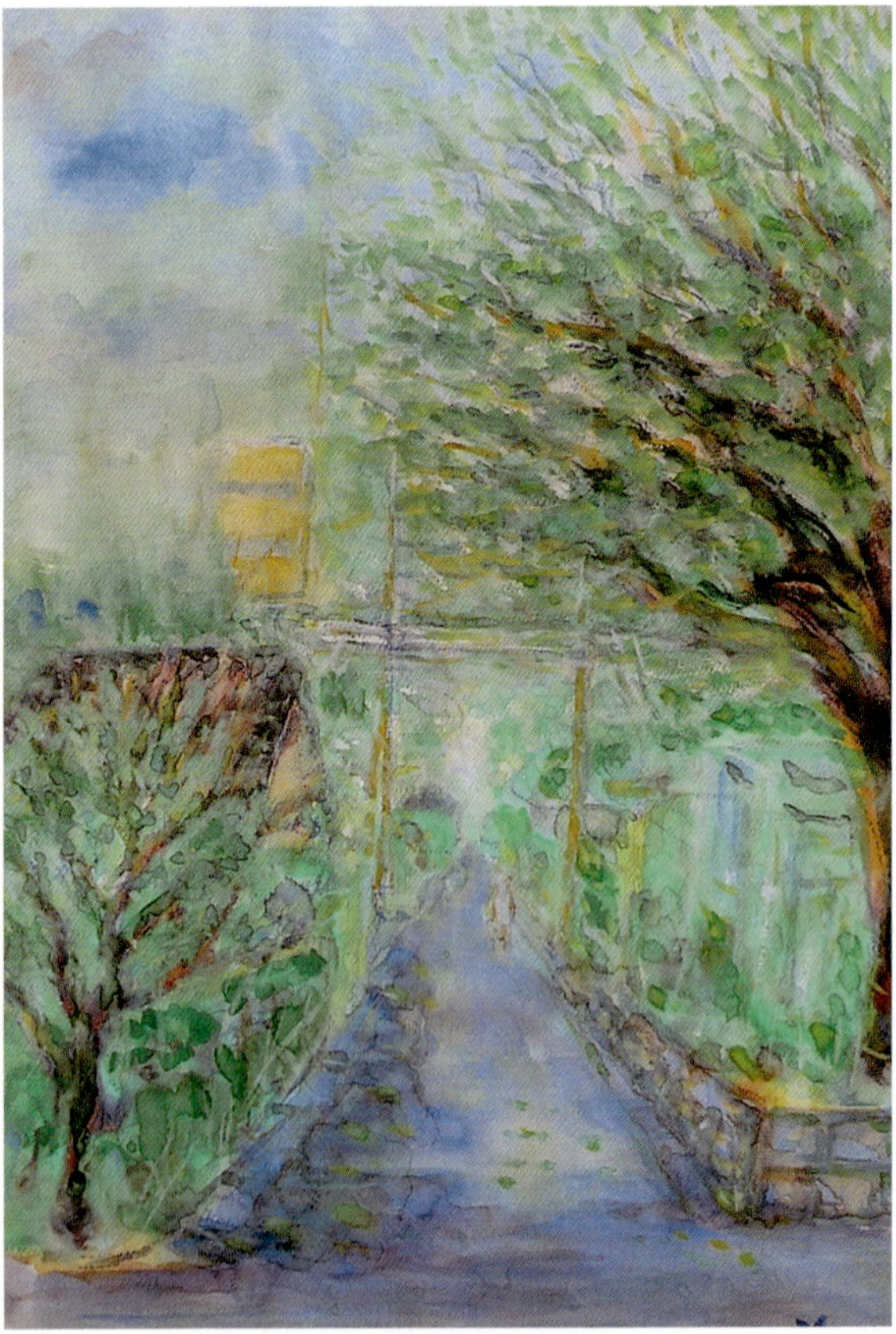

矢野悟「新緑の裏路」

（本文162ページ）

はじめに——壁は本当に壊れたのか

一九九八（平成十）年、国立のハンセン病療養所、熊本県合志市の菊池恵楓園で、患者と社会とを永年にわたって厳しく隔ててきた壁の一部が取り壊された。

恵楓園の壁は、患者の逃走を防ぐために昭和の初めにつくられたものだ。黒くて厚いコンクリートの壁が、入所者を社会と厳しく隔てていた。

クレーンで吊り下げられた鉄球が壁に向かってひと振り、ふた振りされると、壁はうわうわと波打ったあと崩れ落ち、コンクリートの残骸と化した。その二年前に、ハンセン病元患者の強制隔離政策が撤廃されている。壁の破壊は、ハンセン病をめぐる社会の変化を象徴する出来事だった。壁は壊され、療養所と社会はつながった。

初めて恵楓園の門をくぐったのは今から十一年前。取材を始めた頃は、元患者の強制隔離を定めた「らい予防法」が厳然として存在していた。あれからハンセン病をめぐる社会的状況は大きく変わった。一九九六年に「らい予防法」が廃止され、八十九年間に及んだ隔離政策が幕を閉じた。国家賠償請求訴訟にも勝訴、当時の厚相、熊本県知事、国会議員らが園に足を運び、これまでの無策を謝罪した。市井の人たちは、そんな人たちがいるとは露ほども知らなかったとバスを仕立てて連日園を訪れた。押し寄せるマスコミ、洪水のような報道。何十年もの間、社会の片隅の壁の中に棄てられ忘れられてきた人たちは、一気にときの人となった。

人間回復——。多くの入所者がこの言葉を口にした。身体を縛っていた鎖がぱらぱらと解ける音が聞こえたと言った人もいた。老いた身体に久しぶりに生気が漲った。家族のために自分を殺して生きてきた人たち。これからどうやって自分の人生を取り戻そう。しかしそのとき、人びとは七十歳を超えていた。あまり時間がないならば、これからどう納得して人生を終えよう。人びとはその方法を探り始めた。

しかし、大きく前進していたかに見えたハンセン病問題を、一気に後退させるような事件が発生する。療養所の入所者らがホテルから宿泊を断られたのだ。二〇〇三年十一月、熊本県が主催するハンセン病元患者の里帰り事業で、療養所の入所者が、熊本県阿蘇郡南小国町のホテルから宿泊を拒否された。熊本県の説得にもかかわらず、ホテル側が翻意しなかったため。県はホテル名を公表、一気に社会問題に発展した。

しかし、問題はそれにとどまらなかった。

当初、宿泊拒否は会社の方針と強硬だったホテルの総支配人は一転、翌日、恵楓園に謝罪に訪れ、全ては自分の一存でやったと申し開きをした。入所者自治会は、その主張の一貫性のなさに総支配人の謝罪を拒否、頭を下げる総支配人に入所者たちが激しく抗議する様子がニュースで一斉に流された。その直後から自治会の電話は鳴りっぱなしとなる。何故謝罪を拒否するのか、と入所者を激しく非難するものばかり。そして、翌日。今度はたくさんの手紙が自治会に殺到した。「謝罪されたらおとなしく引っ込め」「ハンセン病のくせに」「体ばかりでなく心まで醜い患者さん」――そのおよそ半数がありとあらゆる罵詈雑言を弄して入所者を誹謗中傷していた。中には、〝異形の者〟とタイトルをつけ、真っ赤なさそりやヒキガエルのイラストをそえたものまであった。電話のほぼ百パーセントは匿名。暗闇から石つぶてが飛んできて、老いた人びとを震え上がらせ、深く傷つけた。とことん貶《おとし》められ、抑え付けられる存在――。

恵楓園のなかにある入所者自治会。ハンセン病をかつて病み、療養所に収容された人たちがさまざまな活動の拠点としている場所だ。その自治会の入口に一番近い席で仕事をしている女性が遠藤邦江さん。私がこの十一年間、最も懇意にしてもらった人だ。自治会で渉外部長を務める邦江さんは、それらの手紙の皺を一枚一枚伸ばし、ファイルに整理していた。ファイルの透明な薄いシートをめくる邦江さんの細い指の間から、奇抜な色のさそりやヒキガエルが見え隠れした。

「本当はね、こんな手紙破りたいくらいですよ」

邦江さんは力なく笑った。

「でもね、会長がきちんと整理してあとで使う、って言うからね」

会長というのは、当時の自治会長、太田明さん。太田さんは、届いたたくさんの手紙をのちのちの啓発の資料にしたいと考えている。

邦江さんは十二歳でハンセン病を発病して以来、半世紀以上この療養所で暮らしている。誰もいなくなった事務所で、彼女はひとり黙々と手紙を封筒から出し皺をのばす。西日を背にしているので、身体全体が黒いシルエットになって顔の表情は伺えない。

人間回復は幻だったのか。

私が恵楓園に通い続けた十一年間は、ハンセン病を取り巻く社会的な壁が次々と壊れていく過程でもあった。療養所を社会から遮断していた厚い壁。しかし、果たして本当に壁は壊れたのか。

今、療養所と外の社会との間を、音が、風が自由に行き来する。この風景から見えてくるものは一体何か。ハンセン病をめぐる長い歴史の中で、大きく揺れ動いた日々。私にとっても、この十一年間は、療養所の人びとと出逢い、さまざまなことを感じたかけがえのない日々となった。

壁のない風景◉目次

写真／菊池恵楓園入所者自治会元会長　太田明

装丁　毛利一枝

序章　子供のいない風景――ハンセン病療養所・菊池恵楓園

刷り込まれた記憶

一九九五（平成七）年五月、私は菊池恵楓園に向かって車を走らせていた。患者の強制隔離を定めている「らい予防法」が廃止に向けて急速に動きだし、その動きをラジオの番組で追うことになったのだ。

初めて訪問する恵楓園。「らい」という、なんとなく重く陰鬱な響きが園に向かう私の足を重くしていた。そのときの私は、ハンセン病に対する知識をほとんど持ち合わせていなかった。だからさほど深い関心もなかった。

国立のハンセン病療養所、菊池恵楓園は、熊本市郊外の合志市にある。会社から恵楓園まで車で三十分。国道三号線を途中で右に折れる。道路の傍らを併走する電車は熊本市街と菊池市を結ぶため「菊池電車」と呼ばれ、沿線の通勤者や通学する高校生の足となっている。朝夕はかなり混むらしいが、日中は熊本市内の病院へ通う老人の姿がちらほら見えるくらいで乗客はまばらだ。恵楓園に入所している多くの人たちが、この電車に、遠い故郷への溢れる思いを寄せていることを後で知った。

菊池電車沿いの道をしばらく走ると、左手に恵楓園の所在を示す標示板が見えてくる。その標示板から右に折れる。菊池電車の線路をまたいで少し行くと、厚くて黒い壁が見えてきた。

私が初めてこの病気を知ったのは小学校の四年生の時だった。もう三十年以上も昔の事とはいえ、今でもはっきりと記憶をたどることができる。

その頃、私は近所のピアノ教室に通っていた。そこに来る子供たちが皆そうしているように、私もまたそこに備えてある少女マンガを読んで自分の番を待つのが常だった。そんなふうにして読んでいた漫画の中に、ある日、ハンセン病者の描写を見つけたのだ。

どんなタイトルだったのか、作者は誰だったのか、どんなストーリーだったのか、そんな周辺のことはすっかり忘れてしまった。しかし本の見開き一ページにでかでかと描かれた恐ろしい姿形だけが、一枚の切り取られた絵のように私の脳裏にペタリと貼り付いてしまった。

男なのか女なのかわからない。若いのか年寄りなのかもわからない。服、というより、ぼろぼろの布を身に巻きつけたその人は、杖を頼りによろよろと歩いていた。そして、その人に向かって、子供たちが石を投げつけている。「らいが来た」「らいが来た」と叫びながら。子供たちは、当時十歳の、まさに私と同じような子供たちだった。骸骨のようにやせ衰えたその人は、子供たちに目を向けることもなくただうつろに宙を見ていた。

幼い私はそのとき「らい」なるものが何を指すのか分かっていなかったと思う。その人の名前と理解したかもしれない。しかし「らい」という言葉と一緒にその恐ろしい姿形が私の眼裏《まなうら》に焼きついてしまった。自分と同じような子供から石を投げつけられる存在とは、一体何なのか。

それからの私は、「らい」「ハンセン病」という言葉を耳にするたびに、その時の骸骨が目の裏に浮かんできて、得体のしれない不安にとりつかれたものだった。大人になってからも、濃淡の差こそあれこの病気に対する思いは基本的には同じだった。

監禁室に残る親恋う文字

恵楓園の中に入る。不安と、しかし未知の世界をのぞく、どこかわくわくした気持ちがあることも否定できない。事務棟に続く道を極力スピードを落として車を走らせる。入口近くに、療養所は目の不自由な人が多いのでできるだけゆっくり走るようにと注意書きがあったためだ。標識を見ると、制限速度は二十キロ。

ハンセン病。かつては「らい」と呼ばれたこの病気は、らい菌による慢性の感染症だ。菌が体内で温度の低い手足などの末梢神経に好んで棲みつくために、知覚障害や運動機能障害などを引き起こす。火傷や怪我をしても、熱さや痛みを感じることができないため、傷口が化膿するまで気づかず、手足を切断せざるを得なかったケースも多い。

運動神経がやられると、筋肉が萎縮して指が曲がったり、手首や足首に力が入らず、手足がだらんとした状態になってしまう。顔面神経が麻痺すると、下まぶたの内側が露出する「兎眼」になる。異物が進入しやすいために角膜を傷つけやすい状態となり、最終的に視力を失う場合も多い。自律神経を冒されると、発汗の機能が低下して体温の調節が難しくなってしまう。

驚いたことに、恵楓園には園内で生活するに困らないおよそ全てのものがそろっていた。住宅、病棟はもちろんのこと、理髪店、浴場、公会堂をはじめ、キリスト教の教会、お寺、そして納骨堂までもある。死ぬまで、いや、死んだあとも面倒をみてくれるというわけか。食料品や衣料を扱う店、スーパーマーケットまである。きれいに整備された公園には、休憩するための東屋もある。ここはまるでひとつの街だ。

車を降りて園内を歩く。目の不自由な人のためにあちこちにセンサーが取り付けられていて、女性の声が現在地を音声で教えてくれる。五月。園内のうっそうとした緑は一層輝きを増していた。小鳥の声も聞こえる。とても静かだ。壁一枚隔てた道路では、ひっきりなしに乗用車やダンプがもうもうと黒煙を撒き散らして行き交っているのは分かっているのだが、ここの敷地は広大なため外の喧騒とは無縁だ。何となく、異界に紛れ込んだような錯覚に陥る。

園内には、ほとんど人影がない。たまに白衣を着た療養所の職員が自転車で通ったりもするが、入所者たちを見ることはない。長屋式の住宅の庭で花の手入れをしていた人がいたが、私が通りかかると家の中に入ってしまった。恵楓園の入所者は、八百人余り（一九九五年当時）。医師や看護師をはじめ、給食、清掃、また事務管理など、療養所の職員が五百八十人。合わせて千四百人

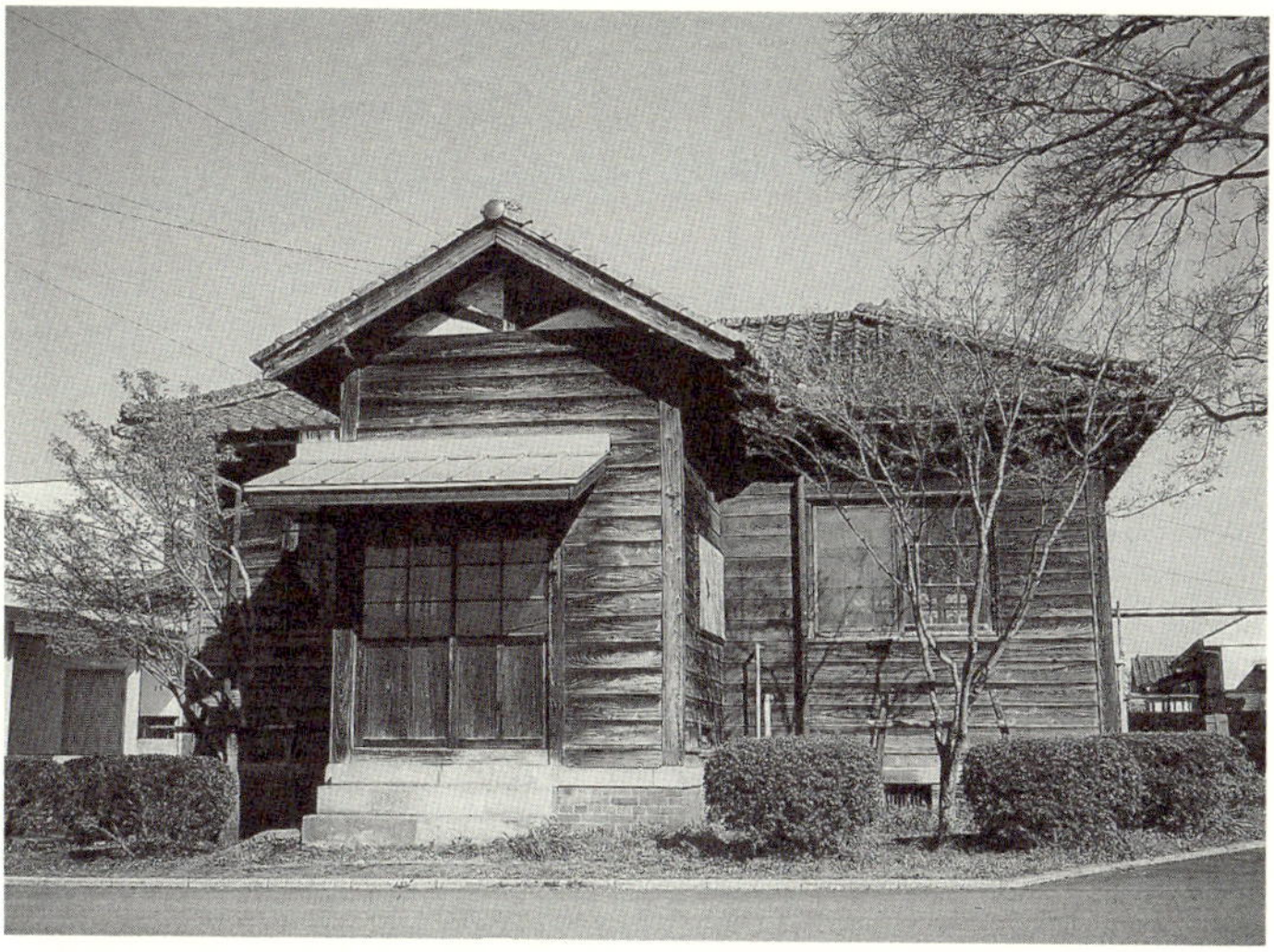

保存が決まった監禁室

近い人たちがここにいるというのに一体この静けさは何なのだろう。

　スーパーマーケットのすぐ隣りに、そこだけ時代から取り残されたような木造の建物がぽつんと残っている。監禁室だ。無断で家に逃げ帰った人などをここに閉じこめ、食事を減らすなどの罰を与えたのだ。所長は司法手続きもなく、入所者に罰を与えることが許された。入園者は弁護も何も許されずに一方的に処罰を受けた。

　引き戸を開けると、ギギギと、神経を刺激する嫌な音がした。中に入ると、四畳半ほどの部屋が二間。黒い板目にじっと目を凝らすと、とがったもので刻まれた文字が目の前に浮き上がった。

　……親に逢いたい……

　何を使って書いたのだろうか。監禁室にとがったものを持って入るのは不可能だろう。

爪を使ったのだろうか……文字のまわりの赤っぽいしみが、急に血の色に見えてきて息苦しくなった。

三三〇〇の骨壺

監禁室を出て園内を北に向かって歩くと、大きな会館の前に出る。やすらぎ総合会館だ。

体育館のように広い板張りのホールの前方にステージがあって、そこにあらゆる宗教の祭壇がずらりと一列に並んでいる。浄土真宗、真言宗、金光教、天理教……まるで宗教の見本市か展示場だ。不思議にきらびやかで、この街全体のどこか暗いたたずまいとはおよそかけ離れた光景だ。ハンセン病を患った人たちは、その過酷な人生から宗教に救いを求める人が多い。これまで恵楓園で亡くなった入所者の供養や、新たに亡くなった人の葬式などもここで頻繁に執り行われる。

一九六二（昭和三十七）年まで、ここには火葬場もあった。療養所で入所者が亡くなっても、「外」の人間の手を煩わせることなく、あの世へ送り出していたのである。火葬は同じ入所者が作業として行うのが常であった。

やすらぎ総合会館の向かい側には、木造のこじんまりした教会があった。屋根に十字架がある。教会を右に見てさらに歩く。しばらく行くと、白いコンクリート造りの建物が見えてくる。納骨堂だ。建物はまだ新しく、植栽も手入れが行き届いていて、赤いつつじはちょうど今が見ごろだ。納骨堂は道から一段高いところに造られていて、正面の扉から、スロープが真っ直ぐこちらに向かって伸びている。

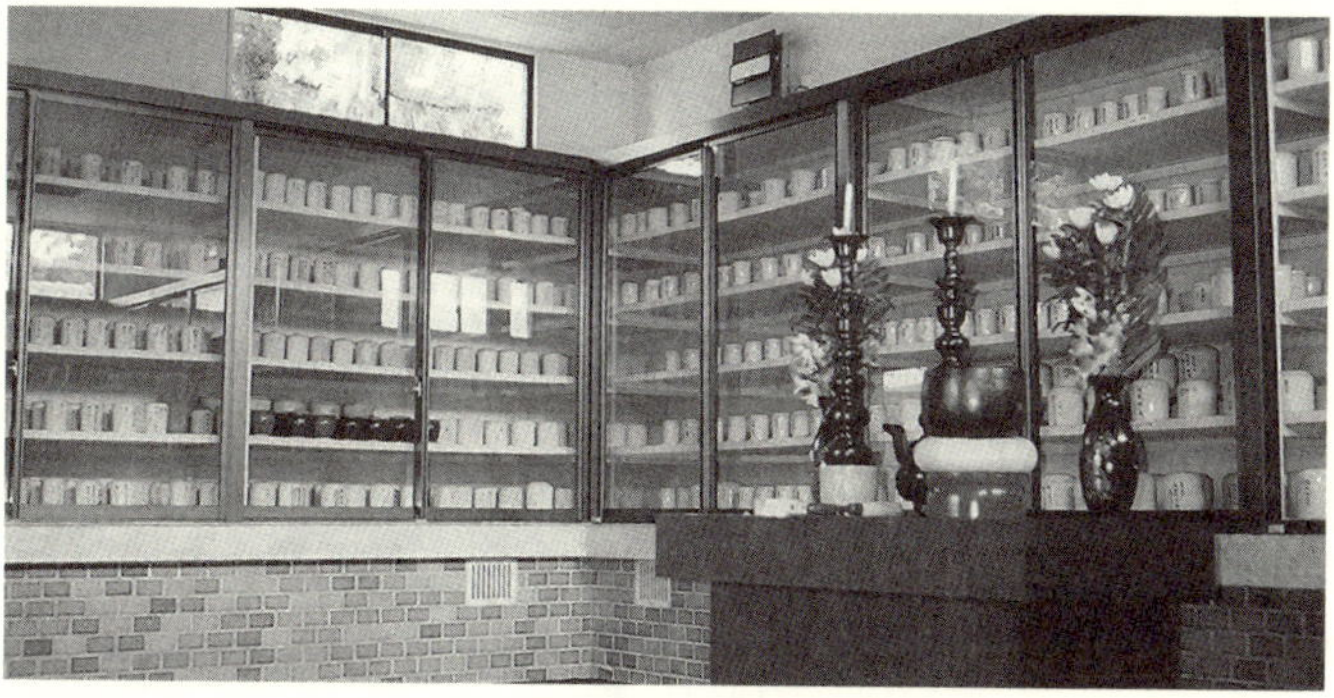

たくさんの骨壺が並ぶ納骨堂

観音開きの戸を開け、中に入る。よく掃除が行き届いていているせいか予想に反してとても明るい。しかしすぐにガラスの棚の中にずらりと並んだ三千三百の骨壺が私を圧倒した。これまでに療養所で亡くなった人びとの遺骨で、故郷の親族などの引き取り手のないものだ。向かって左側に古い骨壺、右に行くに従って新しい壺が並んでいる。療養所ができて間もない明治の頃の骨壺は、表面がざらざらしていて素焼きのようだ。名前の書かれていないものも多い。新しいものは、つるつると磁器の光沢を放っている。表面に書かれた名は、そのほとんどが療養所で使っていた偽名だ

園を一歩も出なくても、あの世まで行けるシステムが出来上がっている。これこそが隔離政策だ。

ここまで園内をまわったところで気がついた。この「街」が他の街と決定的に違うのは、子供の声が全くしない、という点だ。子供の声は時にうるさくもあるが、未来や、生命や、希望、そういったものを主張して譲らない。堰を切ったような赤ん坊の泣き声や、時には誰かを仲間はずれにして子らが遊ぶ声や、道草をしてきた子を母親が叱る声。そういった、

市井の暮らしにごくごく普通にあるものがこの街には全くない。異界に紛れ込んだような気にさせたのはこれが一番の原因かもしれない。

缶ジュースに込められた心遣い

その日最後に訪ねたのは、恵楓園の入所者自治会。自治会は昭和になって間もなく創設された。人権思想などないに等しかった時代に入所者同士が団結したのだ。一九五一（昭和二十六）年には、全国十三の国立のハンセン病療養所の自治会を統合して、全国組織「全国ハンセン病患者協議会」（全患協）が発足、全患協は一九五三（昭和二十八）年に強制隔離政策を撤廃するよう国に求める「らい予防法闘争」を激しく展開している。因みに、「全患協」は一九九六年から「全国ハンセン病療養所入所者協議会」（全療協）と名を変えている。入所者の大部分が治癒している現在、組織名に「患者」の名称をつけるのは適当でないとの理由からだ。

恵楓園の入所者自治会には、選挙で選ばれた会長、副会長の他、渉外担当、機関誌の編集担当など十八人の役員がいる。これらの人たちが毎日午前九時から十一時までこの事務所に詰めて、園の担当者と折衝したり、全患協と連絡を取り合ったりしている。事務所の一角では、ボランティアの人も交えて機関誌「菊池野」の編集も行われている。恵楓園で初めて活気のある場所に来た気がした。

すすめられるまま、部屋の奥の白い布のかかったソファに座る。自治会の女性がにこやかに笑ってコーヒーを運んで来てくれた。礼を言って見上げた女性は、五十歳くらいの、白髪交じりの髪を短くカットした、物腰の柔らかな人で、その容貌からは病気の気配は微塵も感じられなかった。

「この人も病気なんだろうか」いぶかしく思いながら、私は目の前に置かれたコーヒーカップをじっと見つめていた。

恵楓園を訪ねる直前、職場の同僚から、外から入ってくる人間が最初に浴びせられる言葉があるという話を聞いていた。その言葉とは「あなたはここでお茶が飲めますか――」。

実際に取材で恵楓園を訪れた誰かが言われた言葉かもしれないし、そういう事実はなくて、まことしやかに言われているだけかもしれない。そのことを聞いていた私は、実は白状すると、この部屋に入ったときから身構え、そして緊張していた。事務所で忙しく立ち働いている人たち、そのひとり残らず全ての人が私がそのコーヒーに手を伸ばすかどうか、その一点だけを注視しているようで息苦しかった。

テーブルの上のコーヒーカップまでもが、無関心を装いながら私をじっと監視しているようだった。温かい湯気を放ちながら。


私は小型の録音機をバッグに入れて、毎週一回、恵楓園に通うようになった。初めは消極的な気持ちで訪ねた恵楓園だったが、未知の世界がこんなに近くに存在していることに衝撃を受け、もっと知りたいという抑えがたい衝動が頭をもたげてきたのだ。

自治会に毎週一人ずつ紹介してもらってその人の住まいに上がりこみ、ひとり二時間程度、インタビューを行った。インタビューは、午前十時頃から正午頃まで行うことが多かった。その間、お茶も何も出ないことも多かったし、テーブルの隅に缶ジュースが一本、無造作にポンと置かれていることもあった。

私は初め、その缶ジュースは取材とはなんの関係もなくただ置かれているだけだと思っていた。「どうぞ飲んでください」とも何とも言われないのだから。しかし、一軒、二軒とまわって放置された缶ジュースを幾度となく見るにつれ、行き場のない缶ジュースの持つ意味がわかるようになった。

そう言えば、以前、恵楓園に機関誌の編集の手伝いに来ていたボランティアの女性が、恵楓園では、出されたものを遠慮なく食べ、飲むのが何よりの礼儀だと言っていた。これまで療養所を訪れた人たちは園内で飲食するのを嫌い、入園者たちは数え切れないほど辛い思いをしてきたのだ。缶ジュースが用意されていたのも、コップなどの食器を使うよりは嫌がられないだろうとの配慮だろう。「どうぞ」とすすめないのは、もし私が躊躇した場合に自分たちが傷つくのを恐れてのことだろうか。いや、何よりも私のような訪問者のことを考えてのことかもしれない。

第一章　〝望郷の丘〟

忘れられない記憶

遠藤邦江さんにインタビューしたのは、確かその年の梅雨に入った頃だったと思う。住まいの前庭いっぱいに咲く、紫色の紫陽花が強く印象に残っている。間断なく降る雨に打たれてその色は一層艶やかさを増していた。邦江さんの部屋のガラス戸越しに眺めたのを覚えている。

遠藤邦江、六十六歳。十二歳のときに発病して恵楓園に入所した。ここでの生活も、半世紀を超えた。邦江さんの部屋は、「ちどり寮」と名づけられたブロックにある。恵楓園の中で、特に介護を必要としない軽症の人たちが入る棟が並んでいる。後遺症が重く、介護を要する人は、「有明寮」「不知火寮」などで職員とともに生活している。

邦江さんは、右手の指と右足が麻痺しているが、軽症なので外からは病気の後遺症はうかがえない。おっとりとした優しい雰囲気だ。入所者自治会の広報の責任者としても忙しく、いつもスラックス姿で自転車で園内を移動している。

「ちどり寮」は、六畳の和室二間と板張りの台所からなっている。二間続きの和室に面して、南側にこじんまりとした前庭もついている。和室の仏壇には、お母さんと、十年前に亡くなったご主人のふたつの遺影が並んでいる。綺麗に掃除された仏壇には、桃や梨、みかんなど、いつもその季節の初物が供えられている。

八十八歳で亡くなったという遺影のお母さんはとても気丈に見える。亡くなる直前まで、他の子供とは同居せず一人暮らしを通した。邦江さんが気がねなく、いつでも帰ってこられるようにとの思いからだ。邦江さんは、お母さんのことを話すとき、いつも涙ぐむ。邦江さんは八人兄妹の末っ子で、お母さんが四十六歳のときに生まれた子だ。「恥かきっ子」といわれながらも、兄妹の中で一番可愛がられていた。すぐ上の兄、治さんも子供の頃、ハンセン病を発病して、いま鹿児島の星塚敬愛園に入所している。

邦江さんがまだ小学生の頃、右足の太ももに「ちょうど桃の花をひとつ置いたような」斑紋が現れた。邦江さんはその斑紋を見て、「兄ちゃんと同じものができたよ」と、むしろ喜んで母親に報告したという。その頃、治さんはもうかなり病気がすすみ、自宅近くの離れでひとりで生活していた。

「母はどんなにか驚き、悲しんだでしょうね」邦江さんは目を落とした。

邦江さんには、どうしても忘れられない小学校時代の記憶がある。

運動場でクラスの女の子数人で縄跳びをして遊んでいた。まだ戦後間もない頃で、運動場には遊具があるわけでもなく、殺風景で埃っぽかった。女の子のリーダー格の芳子が突然皆に提案した。

「ねえ、この中で一人だけ、縄跳びにかたれん（参加できない）人を決めよう。じゃんけんしよう」

私を仲間はずれにしたいんだ。邦江さんはそのとき、咄嗟に、しかし正確に状況を察知した。他の女の子たちにも芳子の意図は分かっていたのだろう、何も言わずにそれに従った。

じゃんけんぽん。

「絶対に負けてはいけない」邦江さんは歯を食いしばった。

あいこでしょ。

しかし、やはり負けた。

「よくしたものだと思ったですよ。何人かいるなかで私がひとり負けたんですから」

邦江さんは、それはおかしいと抗議することも、泣いてその場から走り去ることもせず、ただ突っ立って、校庭の桜の木から容赦なく降り注ぐ蟬時雨に打たれ、行ったり来たりする跳び縄をぼんやりと眺めていた。病気になってしまった自分。じゃんけんに負けてしまった自分。邦江さんはこの時、運命の不条理を子供心に嚙みしめていたのかもしれない。

小学校を卒業するのを待って、邦江さんは、菊池恵楓園に入所した。そのちょうど一年前に兄の治さんが鹿児島の敬愛園に入所している。お母さんが子供ふたりを同時に手放すのはとても耐

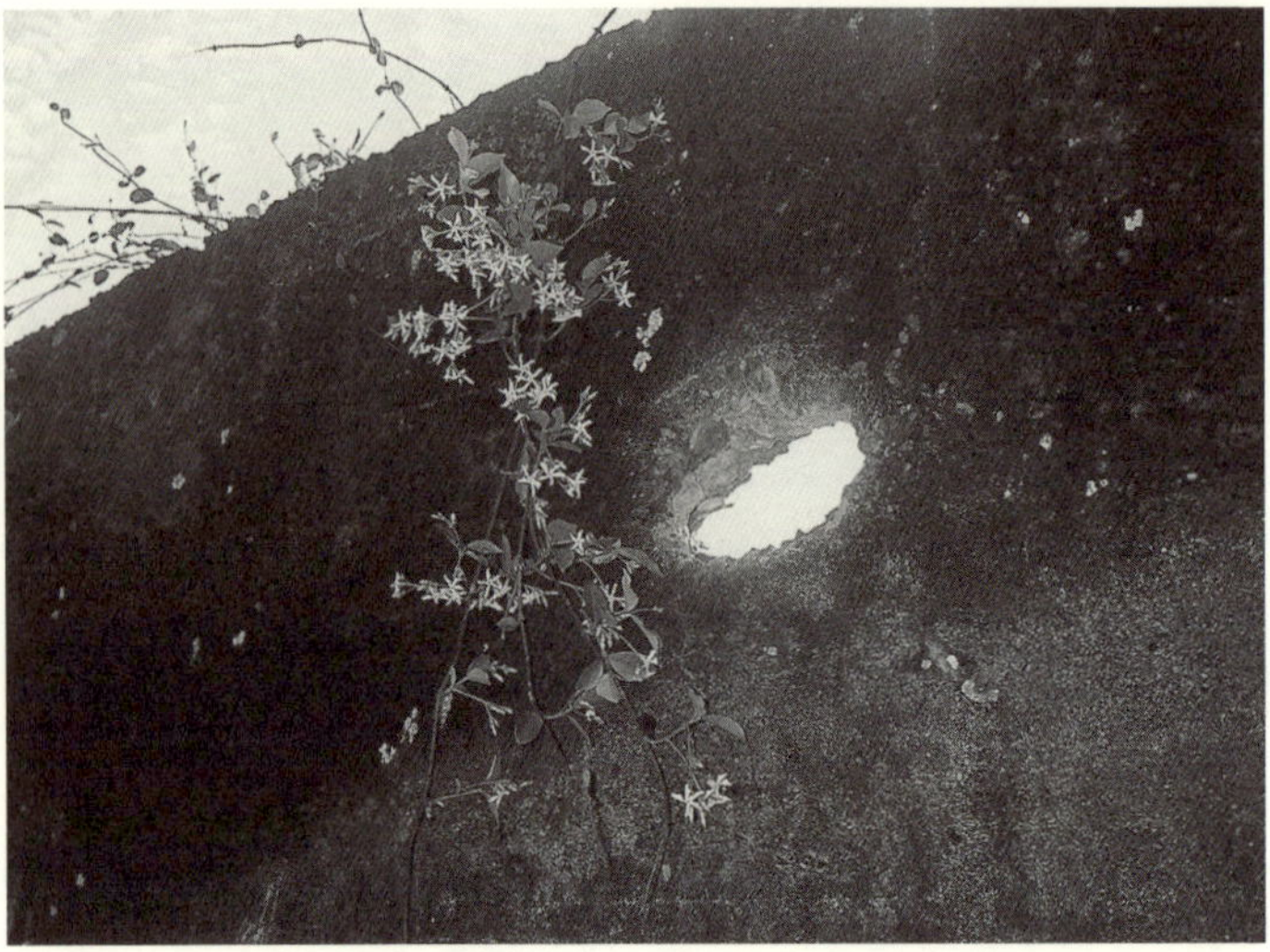

「外の世界を見たい」と子供たちがあけた壁の穴

えられないというので、邦江さんは兄の入所から一年待って家を出たのだった。

十三歳で親元を離れた彼女は、恵楓園の少女舎に入って園内の中学校で学んだ。

まわりは大人が多く、まだ少女の邦江さんは随分と可愛がられたが、親兄弟と離れての生活はとてつもなく寂しいものだった。恵楓園のすぐ脇を走る、菊池電車。静かな療養所に電車の通過する音がかすかにきこえるたび、邦江さんは今でも無意識に耳をそばだててしまう。

「昔はね、療養所の東側に小高い丘があったんよ。その丘にのぼるとね、菊池電車が通るのが見えるわけ。あのチンチンという音を聞くと、もう家に帰りたくて帰りたくってたまらんだったですね。母も一年に一度はここに来てくれてたんだけど、帰る後姿を見るのが辛くてね。一緒に電車に乗って家に帰れるならどんなにいいかといつも泣いてましたね」

十三歳といえば、まだまだ子供である。邦江さんももちろんだが、子供を残してひとりで帰るお母さんもどんなにか辛かったことだろう。

昼間は同い年の子供たちとそれなりに楽しく遊んだ邦江さんだったが、夕方になると、寂しさが募り、丘の上で故郷を偲んだ。邦江さんだけでなく、大人の入所者もこの丘にのぼって菊池電車を眺めていた。外の世界を望む丘は全国十三の療養所全てにあって、「望郷の丘」と呼ばれていたことを邦江さんは後になって知った。

強制堕胎と避妊手術を同時に

もともと末っ子の甘えん坊で、誰かがそばについていてくれることを望んだ邦江さんは、二十歳のとき、同じ病気で入所していた遠藤二生《つぎお》さんと結婚した。邦江さんに言わせると、「男前で、竹を割ったようなスパッとした性格」の男性だったそうだ。独身者は五、六人の同居生活だが、結婚すると独立したひとつの住まいを与えられた。

「流しも殺風景なコンクリートで、隣の音も筒抜けの粗末なつくりだったけど、好きな人とふたりっきりで生活できるというのはとても嬉しかったですね」

しばらくして邦江さんは自分の身体の変化に気づく。夏みかんや梅干を無性に身体が求めるのだ。夫はすぐに診察に行くよう急かしたが、邦江さんはぐずぐずしていた。少しでも長く妊娠している実感を味わっていたかったからだ。

ハンセン病の療養所では、大正の初め頃から、園内での結婚を認める代わりに、子供は強制的に堕胎させていた。第一回の堕胎手術は、一九一五（大正四）年、東京の全生園（現在の多摩全生園）で行われている。園から逃げ出す入所者が後を絶たない状況下、何とか園に落ち着かせようとの目的で結婚を認めたのだ。しかし子供を産み育てることは認めなかった。

一九〇七（明治四十）年に「らい予防に関する件」が制定され、強制隔離政策が始まって以来、患者の収容、管理はどんどん強化される。一九一六（大正五）年には、療養所長に懲戒検束権が付与される。無断で家に逃げ帰ったりした人たちを園長の裁量で罰する権限だ。一九三一（昭和六）年の「らい予防法」の制定では、浮浪患者だけでなく在宅の患者までも療養所に収容するようになり、全国的に患者をしらみつぶしに探しては療養所に送り込む「無らい県運動」が盛んに行われるようになる。この年には満州事変が勃発、以後、日中戦争、太平洋戦争と、日本は戦時の色を急速に濃くしていく。患者の収容が強まって行く過程は、そのまま日本が戦争へと向かう過程でもあった。患者を収容し、堕胎や避妊手術により子孫を根絶やしにするという考えは、優秀な子孫だけを残し戦時に強い国をつくるという優生思想に基づいている。

一九九六（平成八）年に「らい予防法」が廃止されるまで、優生保護法の第三条第三項には、優性手術を行うことができる疾患としてハンセン病が挙げられていた。「らい予防法」の廃止と同時に、優生保護法は「母体保護法」に代わり、ハンセン病に関する規定も削除された。今、恵楓園の入所者の平均年齢は七十七歳になった。故郷に親はすでになく兄弟たちとの縁を取り戻せない入所者も多い。天涯孤独で療養所に暮らしているのである。もしこの人たちが子供を産むことを許されていたなら、社会に帰っていった人はおそらく今とは比較にならないほどずっと多かったはずである。

妊娠四か月に入ったとき、邦江さんは決心して堕胎手術を受けた。どうして手術を受ける気になったのかという私の問いに、邦江さんは少し考えて「別に理由はないですよ」と答えた。園内の他の女性もみんなそうしていたから、特段何も考えず園のやり方に従ったのだ。

「ただね、ずっと私の手を握っていた看護師さんが、今赤ちゃんがおりましたよ、って言った声だけは妙によく覚えていますよ」

邦江さんはそのとき初めて身体の奥から悲しみがこみ上げてきて、小さい命を摘んでしまったという罪の意識にさいなまれた。当時の療養所では、女性に一度妊娠させてから、堕胎と以後の妊娠を避けるための避妊手術を同時に行っていた。

なぜ、と私は思った。女性に一度妊娠させてから手術を施すというのは、とてもむごいことのように思えたのだ。単純にその疑問をぶつけた私に邦江さんは真顔で言った。

「でも、私だって女と生まれたからには、一度でいい、おなかの中に赤ちゃんを入れてみたいと思ったですよ。私が子供と一緒にいられたのはたったの四か月だったけど、それでもこう、おなかをさわってね、ここに命があるんだなあなんて思ったりしとったですよ。子供を殺すのは、そりゃあむごいことかもしれんけど……。井上さんはこの気持ち、わかってくれるだろか」

理屈など受け付けないぞ、といわんばかりの邦江さんの邪気のないその声に、わたしもまた言葉をなくしてしまった。子供を産む権利を奪われた人たちから、今度は子供を宿す権利まで誰が奪うことができるだろうか。

そんな手術をしてから、邦江さんはたびたび自分の子供の夢を見たという。小さい赤ん坊を抱っこしている夢。自分の横に寝かしつけている夢。目が覚めたとき、赤ん坊の重みが両の腕にはっきりと残っていた。

「赤ちゃんの顔ははっきりしてましたか」

私の無神経な質問に、邦江さんは力なく笑って首を横に振っただけだった。

「そしてね、おかしいけど、そんな手術をしてるのに、また妊娠しないかなって本気でいつも期待したですよ。自分で言うのもおかしいけど、やっぱりそれほど子供が欲しかったんでしょうよ、ねえ」

邦江さんの声はだんだん小さくなり、最後はつぶやきのようになった。

〝秘密の息子〟

邦江さんの部屋を訪ねるようになって何度目のことだっただろうか。邦江さんの読書机のすぐ脇に、ちょうど両手で抱えるくらいの果物かごがあるのが目に入った。見るともなしに中を見ると、小さい人形がていねいに寝かされていた。

「邦江さん、これ?」

「ああ、見つかったねえ。いや、別に隠していたわけじゃないんだけど」

流しに立ってお茶をいれていた邦江さんがちょっと赤らめた顔をのぞかせた。

「それね、太郎っていうんよ」

人形は人間の子供で言うと、生後一か月から二か月というところだろうか。色白で目のくりくりした可愛らしい人形だ。もう随分と古い人形だが、綺麗に拭き上げられ、手作りらしい青い服を着て、共布でつくった帽子をかぶっていた。

「私ね、ほんと男の子が欲しかったんよ。だから、そんな手術をしたあと、熊本市内のデパートに行ってね、買ってきたんよ。売り場にはたくさん、お人形が並んでいたんだけど、この子だけが、お母さん、家に連れて帰ってって言ってるような気がしてね。可笑しいでしょう。でも、可愛いでしょう」

邦江さんは屈託なく笑った。

人形は買ったものの、さて帰って夫に何と言い訳しようかと、邦江さんは途方に暮れた。九歳も年上で気短かな夫は、そんなもの買ってきてどうするのかと邦江さんを叱るに違いなかった。おずおずと紙袋から人形を取り出して見せた邦江さんに、しかし夫は「可愛いたい。男だろうか、女だろうか」と笑って見せた。拍子抜けした邦江さんだったが、人形は男の子であるべきこと、そして、もう名前は太郎と決めていることを話した。

その時から、太郎はふたりの息子となった。しかし、正確に言うと、「秘密の」息子である。夫婦ふたりして人形を可愛がっている姿を他人が見たら、きっと気味悪く感じるだろう。夫婦はふたりきりの時だけ太郎を可愛がった。家で食事をする時も、車で旅行する時も、いつも太郎は一緒だった。夜眠るときは邦江さんの布団にいた太郎を、朝、夫が自分の布団に隠していたこともあった。

「こうやって私が太郎を抱っこしてると主人が太郎にやきもちをやいてね、怒った顔をして太郎を取り上げたこともあったですよ」

二生さんは太郎に邦江さんを取られると思ったのだろうか。赤ん坊の生まれた家庭にありそうな、ほほえましい光景だ。

邦江さんが療養所に入ってからの大きな支えとなっていた二生さんは、五十八歳のとき突然脳梗塞で倒れ、三日後にはあっけなくこの世を去ってしまう。

「その時のことはね、もうなんて言うていいかわからんですよ」

邦江さんは、たったひとりになってしまった部屋で太郎を抱いて悲しみに耐えた。

邦江さんの住まいの玄関の靴箱の上には小さな置物がいくつか並んでいる。親指の先ほどの、絹布でつくられた雛人形。陶器でできた番いの小鳥はわらで編んだ巣に入っている。巣の中で、鳥は黄色い卵を抱いている。虎や猫のかわいい人形もある。それらが何ら自己主張することなく、時間の流れの止まったような静かな空間の中で邦江さんとともにひっそりと息づいている。

置物はすべて「対」だ。今はひとりぼっちになってしまった邦江さんの心のひだをついのぞいてしまったような気がして、私は少し後ろめたかった。


「あれは収容所そのものだった」

長州次郎さんの住まいの前庭には、たくさんの見事な盆栽が並んでいる。

恵楓園入所者の間では盆栽が盛んで、長州さんは長いこと盆栽会の会長を務めてきた。恵楓園の秋の文化祭にはたくさんの盆栽が出品されてとても見事だ。

長州さんは一九二七（昭和二）年生まれ、今年七十九歳である。旧制中学四年生のとき、眉の上に赤い斑紋が現れ、それが発病のしるしだった。そして、あまり時を待たずして、今度は右手の小指が麻痺してきた。

「軍事教練をしとるときにな、敬礼をしとって小指がちいっと曲がっとったんじゃ。それで病院をいくつかまわって、最終的に九大付属病院でこの病気と宣告されたわけじゃ」

長州さんは、ハンセン病だと医師から言われたことを語ったとき、「診断」ではなく、「宣告」という言葉を選んだ。当時ハンセン病になってしまった人は、例外なく自殺を考えたり一家心中を企てたりしたというが、「らい」の烙印を押されることの苦しみは、どんなに推し測ろうとしても想像できるものではない。

その後家族や親戚が集まっての親族会議が開かれ、長州さんは菊池恵楓園に入所することが決まった。長州さんはハンセン病との診断を受けてから一度も我が家に帰らなかった。ひと月あまり旅館住まいを続けた後、母方と父方、双方の親戚に付き添われて恵楓園に入所した。

「当時熊本市内にな、銀丁というデパートがあってな、そこで最後の食事を摂ったんじゃ。まあ最後だからゆっくりしようということで、当時としては珍しいサンドイッチを食べたなあ」

その時、十八歳。里心がつくといけないと母親の付き添いはなかった。父親は長州さんがまだ幼い頃に亡くなっている。デパートのレストランで初めて食べたサンドイッチを長州さんは心か

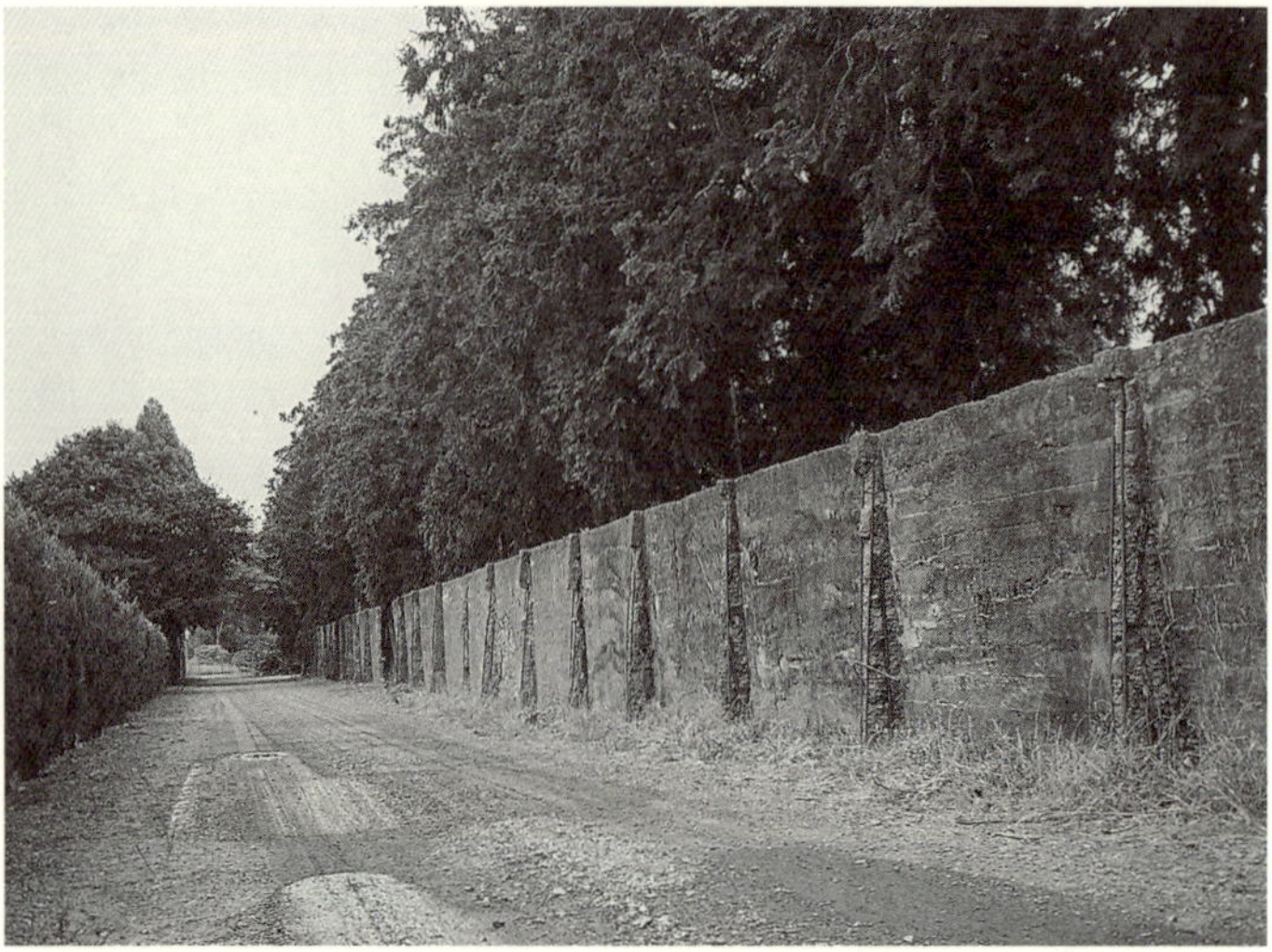

「あれは収容所だった」という逃走防止の壁

ら味わうことができたのだろうか。窓の下を行き交う人びとをどんな思いで見つめたのだろうか。

長州さんは、以後二度と着ることはなかった旧制中学の制服、制帽姿で療養所の門をくぐった。制服、制帽で入所したのは、長州さんなりの決心があってのことだ。学校をやめることになったけれど、家を出ることにはなったけれど、でも、これからはここで自分の人生を始めよう。ここで生きて行こう。しかし、入った直後、制服、制帽はここでは必要ないと剝ぎ取られ、名前を変えろと迫られた。そして、解剖承諾書にサインを求められた。死んだら研究のために解剖するから、それに同意してくれ、と。

やはり、帰れない。もうすぐ死ぬかもしれない。十八歳の長州さんは打ちのめされた。

この日から六十年間、長州さんは療養所の

中で生きてきた。あれからまだ一度も我が家を訪ねてはいない。

「あれは、療養所などではなくて、収容所そのものだったですよ」

長州さんが入った終戦前後の恵楓園は、療養所とは名ばかりで、入所者は畳敷きの部屋に雑居生活を強いられていた。ベッドで療養するものと思ってやってきた入所者たちはその落差に激しく落胆した。三十畳くらいの部屋に男女それぞれ二十人ほどが同居するのが普通で、結婚している夫婦は、夜になると男性が女性の部屋に通った。

患者とはいえ、入所者には厳しい労働が課されていた。患者作業だ。少ない予算と職員で療養所は運営されていたため、入所者自らの労働力が必要不可欠だったのだ。自給自足のための農作業から、不自由者の介護や炊事、印刷、放送、理髪、屎尿処理、亡くなった人の火葬や葬式用の花の栽培までもが仕事として割り当てられていた。

多いときで、百三十種類の患者作業があり、その作業の代償として、わずかな賃金が支払われた。ちなみに、一九五四（昭和二十九）年当時、不自由者の二十四時間介護は日額二十四円。これに対し、皆が敬遠する火葬の賃金は、一体あたり七百五十円と、他の作業に比べかなりの額が支払われた。これらの作業がもとで、手足の指をなくすなど病気が悪化した人は多い。医者や看護師は患者のことを「ブタ」と呼び、診療で部屋を訪れる際は泥長靴のまま歩きまわった。現実に絶望し、部屋の隅で、便所で、自らの首をくくった人の数は数え切れない。

入所して間もなく、長州さんは、ハンセン病の試験薬のモルモットにされている。

「説明も何にもなくて、いきなり新薬を試されたんじゃ。その方法はというと、飲み薬、吸入、筋肉注射、静脈注射……とにかく、上から下から、男性も女性も、ありとあらゆる実験をされたよ。このことが原因で、本当に多くの人が亡くなったよ」

社会から隔絶された世界。誰も彼らに関心を持たず、彼らは誰にも救いを求めることができなかった。他に暮らす場所などないから、医者の言うことに従うしか生きる術がなかった。

「亡くなった時、火葬場に行くと、骨が真っ青になっとるんじゃよ。それほど強い薬だったんじゃね。そしてね……」

「これだけは言うとかんといかん」

長州さんはこれまで溜まりにたまっていた澱《おり》を一気に吐き出すように言葉をつないだ。静かに、しかし一点を見つめ、覚悟を決めたように。

「今まで誰にも言わんかったばってん、これは言うとかんといかんじゃろう。ワシはここで、同じ病気で入所しとった女性と結婚したんだけど、結婚して間もなく、妻が妊娠したんです。でもね、ハンセン病の患者は子供を産んだらいかん、ちゅうことになっとるから五か月のときだったかなあ、妻が堕胎手術を受けたんですよ。真鍮の膿盆の中に、無理やり引き出された我が子が入れられて、宙をつかむように手足を動かしとった様子は今でも昨日の事のように脳裏に浮かんでくるよ。生きたい、生きたい、とでもいうように懸命に空気を吸おうとしとった。子供の入れられた膿盆はさっさと看護師が運んで行きましたけどね……ほんとになあ。あのことは、生涯、もう二度と思い出したくない光景だけど、でも、そう、今でも四十歳前後の男の人を見ると、我が子も生きとったらあのくらいの年代になっちょるんだなあと手を合わせたくなるような気持ちになりますよ。これで私の血筋は絶えてしまったわけだけど、こういうむごいことを公権力を使ってやっていたということを多くの人に知ってもらいたいと思うよね」

そして、長州さんは私に向き直った。

「ワシによう似たいい男じゃったんじゃ」

五か月で堕胎した我が子。長州さんのまなうらには、その子の顔が焼きついている。

七か月で妻が堕胎したという男性の話も聞いた。その人も妻の手術に付き添っていたのだ。当時の法律では、妊娠八か月まで堕胎が可能だった。七か月にもなると、もう子供の顔立ちはしっかりとしていて、元気な産声をあげるのだ。しかし、その直後、生まれたばかりの赤ん坊を抱いた看護師は「悪く思わないでね」と赤ん坊に声をかけ、子供の口に濡れた布をあてて息を止めたのである。赤ん坊は火葬されたり、あるいは標本としてホルマリンに漬けられたりした。

初めて聞く我が子の声が、最後の声なのだ。そして初めて見る我が子の顔が最期の顔。生まれ出て、その命の輝きに満ちた顔は、数分後にはもう見ることはできない。どう抗おうとしても、従うしかない現実。親としてどれほどの悲しみなのか、私にはわからない。

生まれた、でもない。誕生した、でもない、「引き出された我が子」。子供の顔をまぶたの裏に焼きつけたまま、その声をしっかりと耳に残したまま、長州さんは生きてきた。そして、その想いを抱えたまま、長州さんは死んで行くのだろうか。

長州さんは今、発展途上国の子供たちの里親になって、コツコツと貯めたお金を遠い異国に送金している。療養所では、海外だけでなく、日本のいろいろな施設で生活する子供たちのため資金援助する人も多い。闇に消えた我が子に詫びる気持ちがそうさせるのだろうか。

毎月届く母からの宅配便

長州さんには、故郷の山口県に九十歳を超えたお母さんがいる。長男だったが、十八歳で家を出た後は妹が婿をとって家を継いでいる。お母さんは、息子がハンセン病を発病したことを誰にも言わなかった。妹婿には、腹違いの子がひとりいて、分家をして熊本にいると言ってあるという。妹婿は長州さんを見たことはないが、近所の人は家を出るまでの長州さんをよく知っている。十八歳で突然村から姿を消した長男のことを近所の人に何と言ってあるのか、長州さんには見当もつかない。

「まあ、普通の常識のある人なら、うすうす事情はわかると思うよ。でもそこが明治生まれの頑固一徹の母だから、隠して隠して隠し通してるつもりなんじゃろう。冷たいといえば冷たいんだけどね……でもね」

長州さんは続ける。

「あれで結構、優しいところもあるとです。月に一回、宅配便でいろんなものを送ってくれるとですよ。下着、ハンカチ、やどりぎ……やどりぎというのは羊羹を小さく切ったやつで、ワシが小さい頃大好きだったんだけどね、それから金平糖、そういったものをいまだに見つけてきてはこまめに送ってくれるんじゃや。ワシはもう七十を越えたけど母にとってはまだまだ子供なんだろう。逢ってないから仕方がないといえば仕方ないんじゃけどね」

　長州さんには奥さんもいるからパンツやハンカチなどの気遣いは要らないのだが、お母さんにとってはいつまでも家を出た少年のままなのだろう。

　二度目に長州さんを訪ねたとき、長州さんはとても若々しい、紺色のトラッド調のセーターを着ていた。二十歳代から三十歳代の人が着るようなセーターだ。

「きょうは随分若いですね」私が冷やかすと、長州さんは頭を掻いた。

「お袋からまたきのう送ってきたとよ。ちょっと恥ずかしいけど、親孝行と思うて着とるとたい。他にもあるとよ」

　長州さんはそう言うと、押入れを開けて段ボール箱を引き出した。前日届いた宅配便には、数枚のセーターやベスト、ハンカチ、米、サツマイモ、それに金平糖や羊羹などの菓子の類いも詰め込まれていた。母親が思いつく限りのものを、体裁も何も考えず息子を思う一心で送った宅配便。何が出てくるのか、長州さんにとっては宝箱のようなものだろう。前に長州さんを訪ねた時も、ちょうどその前日宅配便が届いていて、長州さんは、お袋から荷物の届くと次の日は必ずあんたが来るね、と言って嬉しそうに箱の中身を見せてくれるのだった。

　長州さんが見せてくれた贈り物の中に、お母さん手作りのちゃんちゃんこがあった。薄い青色の地に白い小さな花びらが散っている。随分と古い着物を解いて作ったという印象だった。

「確かにこの柄に見覚えがある。昔お袋が着ていたよ」

　私と長州さんは、そのちゃんちゃんこにしばらく見入った。長州さんは、そのちゃんちゃんこをひとしきり眺めたあと、またきちんとたたんで大切に押入れに仕舞いこんだ。

自分を責め続ける

中山弥弘さんはとても優しい声の持ち主だ。録音機をまわしながらイヤホンを通して聞こえるその穏やかな声に、思わず目を閉じて聞き入ってしまったものだ。凄まじい人生を送ってきてなぜこのような声でいられるのかと。

中山さんは、声を荒げるでもなく、言葉に詰まることもなく、ただ淡々と、さらりと、これまでの人生を語ってくれた。足すことも引くこともなく、あるがままを語るその優しい声音は、二時間余りのインタビューの終わりまで変わることはなかった。

中山さんは昭和四年生まれの今年七十七歳である。十二歳のときに発病し療養所に入った。ここでの生活も、もう六十五年になる。病気の後遺症が重く、両足を切断して義足を使っている。両手の指もなくしてしまっている。目も不自由で、少し灰色がかった瞳は義眼だ。中山さんが生活しているのは恵楓園の有明寮という不自由者棟だ。手厚い介護を要する人のためのブロックで、すぐに職員の手の届くところで生活している。

恵楓園に入所している人たちに話をきいていて共通するのは、遠く離れた家族を恋う、痛いほどの思いである。中でも母親を思う気持ちは、聞いているこちらの方が辛いほどだ。

病気になった我が子に、全ての母親がいつも優しかったわけではない。しかし、入所者たちは、母親にもいろいろ事情があったのだ、仕方なかったのだと自分に言い聞かせ、いい思い出だけを抱きしめて生きている。

中山さんも昔、母親から冷たい言葉を浴びせられたことがある。家を出て十五年目、療養所から許可をもらって初めて鹿児島の実家に里帰りしたときのことだ。

当時二十七歳、不自由な身体をおしてやっと家にたどり着いた中山さんだが、母親は温かく迎えてくれなかった。中山さんの姿を見るなり、「何しに帰った」と、罵声を浴びせたのである。母親は畑で、姉と一緒に芋を植えていた。中山さんの姉は、母親が突然発した言葉に、ただ唖然として立ち尽くした。しかし中山さんは、母親の態度は仕方のなかったことだという。

「私なんかの顔を見たもんだから、昔、家を真っ白に消毒された忌まわしい想い出が蘇って来たんでしょう。私のような病人が出たばっかりに家族はそれほど苦労したということです」

中山さんの言葉には、母親を責めるような調子は全くない。病気になってしまった自分自身を責めつづけてこれまで生きて来たのである。もちろん、中山さんに何の責任もあろうはずがない。

そんな中山さんだが、ひとつだけ、ほんのりと温かいお母さんの想い出がある。実家に滞在中、ある時風呂に入っていると母親が背中を流しに来てくれたのだ。手拭いで息子の背中をこすりながらお母さんは、涙を流しながらこうつぶやいた。

「ほんになあ、女の肌みたいに綺麗な肌しとるのになあ。手や足や、人から見えるとこばっかり醜くなってなあ」

そして、風呂からあがるときは、義足をはずしているため歩くことができない中山さんを抱え、縁側まで運んでくれた。

「お袋は女性にしてはかなり体格のいい方で、僕をひょいと抱えてくれたんですよ」中山さんは愉快そうに笑った。

一度でもいいから療養所に来て自分の暮らしを見てくれるよう、母親に繰り返し頼んだ。しかし、母親は昭和六十年に七十八歳で亡くなるまで、とうとう恵楓園の門をくぐることはなかった。

「ここには先生も看護師さんもたくさんおるし、公会堂はあるわ、公園はあるわ、店もあるわでひとつの街のようになっとるからね。一度ここでの暮らしぶりを見てもらって安心して逝って欲しかったんだけどね、とうとう来てくれんかったですね。食事も掃除もみんな他の人間がやってくれて元気に暮らしてるぞと話してやってたんだけどね。ほんと、一回でいい、来て欲しかった」

中山さんは三十四歳のとき、園内で結婚する。結婚当時、女性は中山さんより十五歳も年上の四十九歳だった。療養所は男性に比べて女性が少ない。中山さんが結婚した当時は、男性と女性の割合が三対一。女性の方が二十歳も年上の夫婦もいた。

「肉体のつながりはね、一年くらいだったんですよ。あとは形だけの夫婦でした。でもね、心のつながりは最後まで充分に持てたから満足してるんですよ」

妻となった女性は、母のようであり、姉のようでもあった。中山さんが庭で土いじりをして部屋に上がってくると、またそんなに汚して、と母親のようにたしなめた。そして目の不自由な中山さんの手を拭き、足を拭き、別の服に着替えさせた。その奥さんは、七十三歳で癌で亡くなってしまう。

「僕は目が見えないので、さすってやることも口をしめしてやることもできず、本当にかわいそうな思いをさせました。ほんとに、痛いともきついとも言わず、病室に入って四十日目に亡くなりました。自分で何の看病もしてやれなかったのはとても辛かったですね」

その後、中山さんはキリスト教に入信した。毎日のお祈りを欠かさない敬虔なクリスチャンだ。

「私は目も不自由だし、手も足も悪いし、とても弱いんですけどね、生かされているということは、していかなくてはいけないことがまだまだあるんだと思って今は毎日を生きているんです」

中山さんのグレーの目に穏やかな光が射したような気がした。

白砂のような透明感

私は恵楓園でのインタビューテープを、会社の同僚だけでなく、関心を持ってくれた友人などにも聞いてもらって感想を求めた。

「ひとりひとりにドラマがあるね」社外の友人のひとりが深く感じ入った様子でつぶやいた。違う。ドラマだなんて、そんな甘いものではない。ここにあるのは壮絶な生だ。病苦から何度も死と向き合い、母と、子と、血の出るような別れをし、人間とは認めないようなひどい言葉で罵られ……。

それでも生きてきたのだ。どの人も、辛い過去のことを淡々と、静かに、丁寧に、目の前の私に語ってくれた。話には、私の気をひくための誇張だとか、そういったものは一切なかった。ただありのままを、正確に伝えることに心を砕いているように見えた。どの人も、過去のことを昨日のことのように本当に良く覚えていて、細かい年月日などもすらすらと出てきて私を驚かせた。

だまし討ちのようにして療養所に連れてこられた日。親の葬式に出られず、ひっそりと恵楓園の自分の部屋でひとり悲しみに耐えていた日……。これまで幾度となく訪れた、そういった日々のことを、やりきれない思いでしっかりと心に刻んできたに違いない。

しかし、彼らを療養所に閉じ込めた永い永い年月が、煮えたぎるような怒りや、底無し沼のような悲しみや寂しさを少しずつ、少しずつ、奪い取って行ったのだろう。母を恋しがって泣いていた子供が、老人になるまでの、永い時間の経過にさらされ、ろ過されて、彼らは、乾いて、そして、枯れていく。

私の知る彼らは、今とても穏やかで、そして優しい。彼らと接していて感じるのは、何十年、何百年と波に洗われた、さらさらと美しい波打ち際の白砂のような、限りない透明感なのである。

恵楓園でのインタビューテープは、取材を重ねるごとに確実にたまって行った。どれも、取り返しのつかない重い事実を告発し、やり場のない怒りや悲しみを吐露したものばかりだった。無知で始めたこととはいえ、私自身、初めて聞くこれらの話に毎回打ちのめされた。本人を前にしてインタビューしているときより、スタジオで聞く声の方が生々しく、過去の過ちの断罪を激しく迫っていた。ちょっとした気息の乱れに、話すことへの躊躇や葛藤があった。過去を言葉にすることで、胸に抑えていた憤りが一気に噴き出した。

ラジオ編成部に無理を言って、どこでもいいからと、とにかく十五分こじあけてもらい、毎週土曜日の午前中に入所者のインタビュー番組をスタートさせることになった。そして、入所者ひとりあたり二時間程度のインタビューテープを、話の真意を損なわないよう慎重に編集して、十五分にまとめていった。ひとりひとりの話の重さを思えば、十五分なんてあっという間でとても収まりきれるものではない。この番組の編集はこれまで私が経験した中で最も難しいものだった。

第二章　家族の絆を絶たれて

「この方どなたなの？」

遠藤邦江さんの部屋にはどこか懐かしい、体温のような温もりがある。母親の子宮の中のような、どんな時も一定の温かさ。何となくほっとするような匂いもある。邦江さんは、望みがかなわず、母親にはなれなかった。しかし、私は邦江さんに何故か、母親を感じてしまうのだ。

邦江さんがいつも着ている、袖口のたっぷりした、胸にさくらんぼの刺繍のついた割烹着のせいかもしれないし、包み込むようなそのおっとりとした長崎訛りの話し方かもしれない。よくわからないが、邦江さんはとても母性を感じさせる人だと思う。東北から熊本に赴任して来た他局の男性の報道記者も同じようなことを言っていたから、こんなふうに感じるのは私だけではないらしい。その彼は大学を出たばかりでまだ若く、東北にひとり置いてきた母親を思い出すと言っては邦江さんのところに息抜きに来ていた。

実際に母親であること、子供を産んだ経験の有る無しと、母性の有無などといったものは必ずしも一致しないのだと、私は邦江さんを見て思ったりした。

私も、「またおいで」のことばに甘えて邦江さんの部屋をしばしば訪ねては、仕事のこと、家庭のことなど、とりとめもなく邦江さんに愚痴を聞いてもらったり相談したりするようになった。おいしいお茶と、邦江さんのつくった生姜の味噌漬をいただきながら。私にとって、邦江さんは理屈抜きにとても大切な人になっていった。それまで取材対象とそんな付き合いをしたことはなかったし、そんな気持ちを持ったこともなかった。私にとっても正直意外なことで、しかし、嬉しいことではあった。

邦江さんはよく、私にお母さんの話をしてくれた。お母さんは、元気な頃は長崎からちょくちょく恵楓園にやってきたし、邦江さんも一人暮しのお母さんのもとへ気兼ねなく帰っていた。

そのお母さんが、虫垂炎の手術で入院したことがあった。昭和五十年、お母さんが八十二歳のときである。虫垂炎とは言え、高齢のお母さんにとって開腹手術は大変なことである。邦江さんは居ても立ってもいられずに長崎に駆けつけ、長兄の隆さんのもとに身を寄せた。配偶者に邦江さんの病気のことを話しているのは隆兄さんだけなのである。

邦江さんが病院に行こうと着替えをしていると隆さんが傍に来て、邦江も行くのか、と問うた。その言葉には、邦江さんが行くことを咎めるような響きがあった。一時帰省の許可はもらってきているものの、邦江さん自身、行こうかやめようか随分と迷っていたのである。そこにきて隆さんが追い討ちをかけるようなことを言ったので邦江さんは悲しみで胸がいっぱいになってしまった。ふたりのやりとりを見ていた義姉が割って入った。

「お母さんにしてみれば、邦江さんに一番傍に付いていてもらいたいはずですよ」

義姉の言葉に、隆さんは「そうだったな」とうなずいた。

病院につくと、手術室の前の廊下には駆けつけた兄や姉、そしてその配偶者、子供たちでいっぱいになっていた。久しぶりの再会に皆近況を報告しあったりしてとても賑やかである。

「母さんのことを心から心配しているのは私だけかもしれない」

集まった人びとの多くに面識のない邦江さんは、ひとり話の輪に入れずにいた。すると長姉の夫であろう人が邦江さんの方を見ながら、妻である邦江さんの姉に聞いた。

「この方はどなたなの」

妹として初めて紹介されるということで、邦江さんは幾分か緊張し、しかし、笑顔をつくって義兄に深く頭を下げた。何か挨拶でもと口を開きかけたそのとき、邦江さんの言葉を、姉の早口の言葉が遮った。邦江さんは言葉を呑み込んだ。

「この方は、母方の親戚にあたる人で、看病に来てもらっているんよ。今、島原に住んでおられるんですって」

邦江さんはどこか遠くでこの姉の声を聞いた気がした。邦江さんの胸はキュッとつまって、二人の顔がすっと遠のいて行った。

手術は無事終わり、十日後、母親は自宅に戻った。邦江さんも母親の回復を見届けて療養所に帰った。娘ではなく、親戚の者としてきちんと務めを果たして。お母さんの体力は徐々に回復し、しばらくして再びひとりの暮らしに戻った。邦江さんもお母さんのもとに一年に三度ほど帰っていた。

そんな状態が五年ほど続いたが、八十八歳の誕生日を迎える頃から次第に体力の衰えが目立つようになり、お母さんは入退院を繰り返すようになった。そして寝込むようになって、遂にある時命にかかわる状態となった。この先危篤となり親戚が集まり出すと、もう邦江さんは実家には顔を出すことが出来なくなる。邦江さんはお母さんの意識もまだはっきりしている頃、一週間だけ長崎に帰って病院で看病した。そしていよいよ危ないというときになって思いを残しながら療養所に戻ってきた。

恵楓園の部屋で、邦江さんがお母さんの容体を案じて眠れない夜を過ごしていると、義姉から連絡が入った。

「お母さんは……今でした」

長崎で多くの親戚や近所の人も集まって通夜、葬式と営まれた。長兄の隆さんが地元の新聞社の要職に就いていたこともあってかなり盛大な告別式だったようである。しかし、邦江さんはお母さんに最後の別れをすることも許されず、療養所の自分の部屋でじっと悲しみに耐えていた。

「母もね、元気な頃から私にしょっちゅう言いよったですもん。こうしてあんたが家に帰れるのも私が生きとる間だけよ、ってね。私が死んだら、もうあんたは帰ってこられんのだからねって。でも、ほんと、親が死んだときに駆けつけられんというのは辛いですよねえ」

八人兄妹の末っ子として生まれた邦江さんは、とても甘えん坊で寂しがり屋だった。お母さんと離れて入った療養所で、二十歳という若さで結婚したのは、いつの日か大好きなお母さんが亡くなった時にその悲しみを分け合える人が欲しかったからだ。お母さんが亡くなったとの電話を受けて、夫の二生さんは、園内の店から、ろうそくと線香を買い求めてきた。そして、たんすの上に元気な頃の写真を飾ってささやかな祭壇をつくった。

邦江さんは初七日の法要が済んで、親戚がそれぞれの家にひきあげてしまってから初めて母の墓に参った。そしてひとり墓前に手を合わせ、遅れた親不孝を詫びた。

「今後一切手紙などくれませんように」

「昨日、またお袋から宅配便の送ってきたよ」

受話器の向こうの長州次郎さんの声は弾んでいた。私はそれまで、どういうめぐり合わせか、不思議とお母さんから宅配便の届いた翌日に長州さんを訪ねることが多く、長州さんはいつも嬉しそうに贈り物を見せてくれるのだった。しかしその日は、宅配便の中身を見せてくれた後、長州さんは少し真面目な顔になった。

「あんた、これを見るね」

長州さんが平たい長方形の缶から取り出したのは封筒に入った一通の手紙だった。見てもいいんですか、と目で問うた私に対し、長州さんは、いいよいいよ、と言うように大きく二度頷いてみせた。

昔ながらの縦の罫線のある二枚の便箋は丁寧に四つ折りにされていた。緊張して便箋を開いてみると、手紙にはしっかりした太字のサインペンで、まず、次郎様、と書きつけてあった。九十歳とはとても思えない、確かな筆致に驚きながら、私は一文字一文字、確認するように目で追っていった。そしてその内容に打ちのめされた。

長州さんの了解を得て、ここにお母さんの手紙を記してみたい。

次郎様
　三月八日のお手紙は確かに拝見、受け取りました。今日の生活など詳しく知らせてもらって安心いたしました。

　ちょうど手紙を婿が受け取って不審に思い、誰から来た手紙かと問いただされ困りました。私も一晩中悩んで夜もろくろく眠れませんでした。

　今からは母としての頼みですが、今後は一切、手紙など送ってくれませんよう。たびたび手紙や贈り物をくれるのが分かると長州家は破滅しますので、あなたもそこのところをよく考えてください。

　あなたに何があってもこちらには知らせてくれませんよう。お墓もそちらに建ててください。あなたにこのようなことを書き、母としてはむごいことばですが、そうしてもらわないと困りますので頼みます。母として、こんな手紙を出すのは忍びません。許してください。

母より

読み終えて長州さんの方を見ると、長州さんは庭にあるたくさんの盆栽に目をやっていた。

「驚いたでしょう。頑固もんでね。ワシもなあ、年に一度母の日には宅配便でカーネーションを送ってやりたい、八十八夜には新茶の一杯でも飲ませてやりたいとは思うけれど、そんなことは何があっても絶対にしてくれるなと、はっきりと拒否するんじゃ。手紙もいつも向こうからの一方通行で、寂しいといえば寂しいね。もう慣れたけどね」

「母が百まで生きておれば、晴れて逢える日があるかなあとは思うけれど、母の人生の残り時間も少ないし、もうあの世でしか逢えんかなあとは思っておるけどね。でも、やっぱり親子だから今すぐにでも逢いに行って母の懐にすがりつきたい。それが本心じゃよ、ねえ」

これほど逢いたいのに、しかも、もう逢える時間も限られているのに逢えないというのは一体どういうことなのだろう。

「お母さんが何と言おうと、逢いにいったらいいじゃありませんか。きっとお母さんもわかってくれますよ。」

長州さんに何度言ったかわからない。しかしいつも長州さんは力無く、首を横に振るばかりだった。

「お袋は明治の生まれで、こうと決めたらてこでも動かん。ワシらのような年代のもんは、親に逆らうなんてことはできんとたい」

「でも今逢いに行かないと、一生後悔しますよ。時間がないんですから」

しかし、長州さんは、最後にはいつも黙ってしまうのだった。

長州さんは「らい予防法」がなくなったら、もしかしてお母さんが逢ってくれるかもしれないと、ひそかに期待していた。もし強制隔離政策が撤廃されて、ハンセン病への偏見や差別がなくなったら、そうすれば、晴れて母に逢える。しかし、それまで、母は生きていてくれるだろうか……。

ひそやかな里帰りバスツアー

一九九六年（平成八）年四月、長州さんは、今回も山口県が主催する里帰りの旅に参加することにした。この旅は、なかなか故郷に帰ることのできない療養所の入所者のために二年に一度の割合で山口県が実施しているものだ。このような企画は山口県だけでなく各自治体で定期的に行われている。私もこの旅に同行することにした。

最初この旅の行程を見せてもらったとき、私は随分戸惑った。訪ねるところは、萩の東光寺、武家屋敷、吉田松陰をまつる松陰神社、下関の壇ノ浦など、山口の名所、旧跡の他、山口の海産物でつくるかまぼこ工場などだ。宿泊は、一日目が瀬戸内海の風光明媚な笠戸島、そして二日目が日本海側の温泉もある黄波戸。食事も新鮮な山口の海の幸を中心とした名物料理……。

この行程はまるでその地を初めて訪れる人向けの観光ツアーではないか。山口のことを余り知らない私はとても楽しみだが、当地出身の人たちが、誰よりよく知っている観光名所やかまぼこ工場を巡ったり、故郷のグルメをしたりすることにどんな意味があるのだろう。それも一度や二度ではない。定期的に同じようなコースを回っているのだ。

しかし、よくよく考えてみて、それも仕方ないことに気づいた。病気への偏見、差別の残る現状では、家に帰るわけにはいかないし、友人と会って旧交を温めることもできない。いや、故郷を出て療養所に入った時点で、さまざまな人との縁は断ち切られていてそもそも旧交などないのだ。そんな人たちが故郷を訪れるとなるとそんな行程にならざるを得ないのだろう。この里帰りの旅では、ほとんどの人がマイクロバスやタクシーを使って遠くから自分の生家や懐かしい思い出の地を眺め、それで自分を納得させて帰途につくのだという。

四月十二日、出発の朝がやってきた。正門近くのスーパーマーケット横の駐車場に集まったのは、菊池恵楓園から男性の入所者ふたりと女性ひとり、そして鹿児島の星塚敬愛園から入所者の男性がひとり。それぞれの園から男性職員が一人ずつ付添った。途中から山口県の担当者も合流することになっている。まだ朝早いため、まわりはしんと静まり返っている。恵楓園の職員数人に見送られてのひっそりとした出発となった。

「やあ、おはようございます」

バスに乗りこんできた長州さんは、何故か鼻の下にひげをたくわえ中折れ帽を目深にかぶっていた。

「昨夜は子供が遠足に行く前の晩みたいに嬉しくてなかなか寝つけなかったよ。ふるさとの景色がまぶたに浮かんでは消えてなあ、本当に嬉しい一夜だったよ」

長州さんはこれまで何度かこの里帰りの旅に参加している。山口には足を踏み入れてはいるが実家の近くまで行ったことは一度もない。

実は、今回、長州さんには密かな計画があった。タクシーを拾って生まれた町に帰り、お母さんの暮らす生家の近くまで行ってみようというものだった。もちろん家に入ることはできないから、ふるさとの景色をタクシーの窓越しに眺めるだけなのだが。制服制帽姿で恵楓園に入所してから五十二年。ふるさとは長州さんを優しく迎えてくれるだろうか。

バスは九州自動車道を本州に向けひた走った。故郷に帰る緊張感からか、バスの中で話し声はほとんど聞こえない。ガイドさんの甲高い歌声が、天井やガラス窓に跳ね返り虚しく車内で空回りする。静かになると、バスのエンジン音だけが私に迫ってきた。故郷に向かう人たちの心臓の高まりのように。

恵楓園を出て二時間。バスは関門海峡を渡った。本州に入ったのだ。通路をはさんで私のすぐ横の座席に座っていた長州さんが、何度も何度も鼻をすすり、目をこする気配がした。関門海峡を渡り終えたところで、バスは休憩のためサービスエリアに停車した。

「やっぱりふるさとの空気はうまい」

明るい声が参加者の中から上がった。

ガイドさんが、長州さんに無邪気に聞いた。

「長州さん、山口弁、覚えてますか」

長州さんは困ったような顔をした。

「そりゃあ、覚えとるさ。でも故郷を出てもう五十年越したからな。ワシの言葉は、山口弁と熊本弁の混じった変な言葉になってしもうた」

下関でとれた新鮮な魚を昼食で味わったあと、途中でバスに同乗してきた山口県福祉課の神田さんが、参加者ひとりひとりに最新の住宅地図のコピーを配り、それぞれの生家の周辺がどのように変化したか伝えてまわった。

長州さんが私に言った。

「ちょっと見にくいけん、あんた、うちの近所に誰が住んどるか読んでくれんな」

私が長州さんの実家のまわりの家々の名をひとつひとつ読み上げると、長州さんは、

「あー、そこにはワシの同級生がおったんじゃ」

「はあ、そんな名前は知らんなあ。よそから越してきたんじゃろうかなあ」

などと、目を閉じてうんうんと頷いたり、しきりに首をひねったりしていた。

今回の里帰りでは、参加者が五人と少ないこともあって、それぞれが希望する所まで、バスで行ってみることになった。バスはまず長州さんの生まれた町に向かった。山口市の中心部から車で三十分くらい、のどかな田園風景の広がる小さな町だ。

身元を隠すための嘘

その町の小さい駅にバスがとまった。他の人はバスの中で待っていてもらうことにして、長州さんは生家の近くをタクシーでまわることにした。小さな集落をバスでまわるのは目立ちすぎるためだ。長州さんは私がついてくることを許してくれた。タクシーに乗りこむ寸前、長州さんが私に耳打ちした。

「ワシは五十年前、ここに学童疎開しとったことにするけんな」

その時、私は初めて長州さんのひげと目深にかぶった帽子の意味がわかった。

バタンとタクシーのドアが閉められると同時に、長州さんは人が変わったように急に饒舌になった。

「運転手さん、ワシはな、ここに五十年前、学童疎開しとったんだけど、この辺がどう変わったか見に来たとですよ」

「はあ……」聞かれてもいないことを長州さんがいきなり話し出したので、運転手さんは戸惑った様子だった。

「ちょっとこの辺をまわってくれんな。ところで、運転手さんはどこの出身な」

長州さんは、運転手さんの出身地をしきりに気にした。

「どこて……ここの出身じゃけど」五十歳を越えた人の好さそうな運転手さんは、バックミラーをのぞきこんで長州さんに答えた。

「ああ、そうですか。いや、ワシは学童疎開しとったところを見にきたんだけどね」

自分が帰ってきたことが、いや、人間としての存在自体が故郷の人に発覚してはいけないという緊張感と、なにより五十二年ぶりに故郷の景色にふれた興奮で長州さんは、運転手さんにひっきりなしにしゃべりつづけた。まるで運転手さんに疑念を持つ隙を与えまいとするかのように。

私はただ、長州さんの豹変ぶりに圧倒され、横で押し黙って座っていた。
四、五分も走っただろうか、運転手さんに道案内をしていた長州さんが、墓地の前にきて慌てて言った。

「知り合いの墓参りをしたいんじゃけど、少しここで待ってもらってよかですか」

「どうぞどうぞ」

長州さんはタクシーが止まると同時にはじかれたように外に飛び出した。墓地は小高い丘の上にあり、そこに行くには十数段の石段を登らなければならない。長州さんは、病気の後遺症で少し足が不自由だが、これまで見たこともないような速さで石段を登って行く。私も後から急いだ。

「一番大きな墓じゃからすぐわかる。一番大きな、立派な墓じゃ」

しかし、長州家の墓はそこにあった三十基ほどの墓の中ではごく平均的な、中くらいの大きさだった。先にその墓を見つけた私に対し、長州さんは「そんなに小さい墓じゃない」と言いながら近寄ってきた。

しかし、その墓に懐かしい、いくつかの名前を認めたとき、長州さんの口から大きなため息が漏れた。

「ああ、ここじゃったか。子供の頃はもっと大きい墓じゃと思っておったけどなあ。ああ、ここにあったか……」

長州さんは先祖に向かって手を合わせるでもなく、しばらく墓の前に呆然と、ただ突っ立っていた。やがて急に我に返ったように私に言った。

「ポ、ポケットの中の小銭を全部上げてくれんな。全部よか。全部」

長州さんは、自分が墓参りに来たことが家族や近所の人に発覚しないようにと、ろうそくも、線香も、マッチも、何にも用意していなかった。私は手が不自由な長州さんに代わって、長州さんのポケットからありったけの小銭をかき集め花入れの横の窪みに投げ入れた。カチャッと乾いた音が、一瞬まわりの静寂を破った。

墓地の石段からは、長州さんの生家のある集落がよく見渡せた。

「ほら、ここからもう、我が家が見えるたい。あと数百メートルのところに母がいるというのに会えんというのがなあ……ほんとに何の因果かなあ」

長州さんの声は、情けないほどか細く、くぐもって聞こえた。

「われわれがここにいるとな、あっちからこっちを見て、あれは誰かとすぐに話題になりますもんな。そういう絆の強い土地柄なんで、ここに長くいたらまずい。もうここは引き上げよう」

長州さんは、私をせきたてるようにして自ら先にたって石段を下り始めた。足元がおぼつかないのでころびそうになる。私は思わず長州さんの腕を取った。

タクシーに戻ると、長州さんは生家を見ることができた満足感からか、気が抜けたようにぼんやりとしていた。

「この川はな、ワシが子供の頃よく遊んだ川でな。でもこんなに小さかったんじゃなあ。もっと大きいと思っとったのになあ」

「昔、蓮根畑でゴイサギを追いかけて捕まえたことがあってな。あんときは服が泥だらけになって、母から怒られたなあ」

長州さんは、ぽつりぽつりと独り言のような呟きをもらした。

バスの待つ駅が近づいてきた。長州さんは運転手さんにチップをはずみながら降り際に言った。

「ワシもなあ、おとなになってから小児麻痺に罹ってしもうてなあ」

長州さんは身元を隠すため、最後の嘘で念を入れた。

「おかえり。どうだった」

バスの中では、ガイドさんや、他の参加者たちが長州さんに次々に声をかけた。

「いやー、家を見て、おまけに墓まで参って、本当によかったよ」

長州さんは心底ほっとした様子でバスのシートに深ぶかと腰を下ろした。そして、初めて目深にかぶっていた中折れ帽を取り額の汗をぬぐった。

長州さんが落ち着いた頃、私は長州さんに尋ねた。

「うちは変わってましたか」

「我が家は、五十年前にすみずみまでまぶたに焼き付けてきちょるから、石垣の色まで変わらんところ、変わったところ、ようわかるよ。まあ、我が家も隣近所もちぃっとずつ増改築をしとるようだな」

「それにしても慌しくまわりましたよね」

「しかし、あれくらいにしとかんと、あれを長う続けとくとワシは心臓が止まるよ。きのうがな、お釈迦様の命日じゃけん、たぶん母は、仏具やらお膳やらお椀やら、後片付けをしとったと思うよ……まあ、満足しちょるよ。今現在出来る限りの、最高の里帰りだったんじゃないのかなあ。そう思うとるよ」

「小の虫は殺されたんじゃ」

バスは山口市の中心部に入り、山口県庁の正門をくぐった。そして、山口県出身で昭和の初めから長い間、ハンセン病医療の権威者だった光田健輔氏の胸像の前に止まった。昭和二十六年、菊池恵楓園の宮崎松記園長らとともに、国会で強制隔離政策を主張した人物だ。

一行が胸像を取り囲み、長州さんが銅版に記された文字を読み上げた。

「……明治九年生まれ。十七歳で医学を志し、以来一貫してハンセン病の予防と治療に取り組む。救らいの父として世界的にも有名。一九五一（昭和二十六）年、文化勲章受章。八十八歳で逝去」

そこまで読んだところで長州さんが一段と声を張り上げた。

「ひとつ、ワシが見解を表明せにゃならん」

一同から笑いが起こった。拍手する人もいる。

「この人はいいこともしちょるかもしれんけど、我々はとても辛かった。予防法改正のときに強制隔離を主張したから、我々はずっと療養所に閉じ込められた。おかげで何年も偏見、差別に見舞われてきた。国民の公衆衛生を守るという建て前で我々を見殺しにした。大の虫を生かすために、小の虫は殺されたんじゃよ」

その夜の宿は笠戸島という、瀬戸内海に浮かぶ小島の旅館だった。四月の半ば。林の中ではうぐいすが澄んだ声を競っていた。よほどのことがない限り晩酌を欠かさないという長州さんは、ビールを何杯もあおってご機嫌だった。

「ワシはな、親父が芸者に産ませた子、ということになっとるんじゃ。永い年月が経つとな、本当に芸者の子かもしれんという気持ちになってな。親父は放蕩だったから」

里帰りに参加した六十歳代の女性が言った。

「私なんか太平洋戦争であばずれて、九州まで渡っていってわからんごとなってそんまま死んだ、ちゅうことになっとるらしかよ。私は故郷では、もう生きとらんことになっとるとよ」

そう言った後、彼女はまるでひとごとのようにハハハと笑った。故郷でのお酒が参加者の口を軽くしているようだった。

長州さんがしんみりと言った。

「でもね、きょうのように嬉しい夜は療養所に入って初めてじゃよ。近くで我が家を見ることもできたし、おまけに墓参りまでできた。この病気になってワシも何度か死のうと思ったけど、ほんと、生きとってよかったよ」

長州さんは、何度も生きててよかったと繰り返した。半ば、自分に言い聞かせるように。

長州さんと生家の近くをタクシーでまわったのはほんの二十分足らず。このわずかな間に、これまでの人生で波のように押し寄せた耐えられない屈辱や、超えようにも超えられない哀しみや寂しさを清算するのに長州さんは成功したのだろうか。

その夜の長州さんは、酔いも手伝って口数が多かった。

「きょうは、タクシーの運転手さんが年配の人だったんで、ワシの身元がばれるんじゃないかとヒヤヒヤしたけどどうやら大丈夫だったようじゃな。それにしても、きょうは生まれて初めて人様に嘘をついたんでお茶絶ちしたよ」

桜の老木だけが待っていた

里帰りといっても、生家を訪ねて肉親の歓待を受けるわけでも、友人と会って語らうわけでもない、見知った故郷の観光地をめぐり名物料理を食べるという、奇妙で哀しい旅も二日目に入った。二日目は、昼食後、まず鹿児島の星塚敬愛園からひとり参加している品川清さんの生家の近くをバスでまわることになった。

バスは国道から市道に入り、更に農免道路を走った。道はどんどん狭くなって行く。

「品川さん、車で行けるのはここまでですね」

山口県庁の神田さんが、バスの一番後ろのシートに座っていた品川さんに声をかけた。

「ああ、そうですか。本当はあそこの電信柱の角を右に曲がるんですが……」

「この先はバスは入れないような細い道ですねえ」

「……」

「行けるところまで行ってみましょうや」

突然、バスの運転席から力強い声がした。運転手さんも、前の日から参加者たちの境遇をいろいろ耳にして、何とかしてやりたいという気持ちが強くなってきているのだった。地図で見ると、糸のような一本線の砂利道をバスはガタガタと車体を揺らしながら前進していった。

「このまま、まっすぐでいいんですね」

「はい、すんません。お願いします。一番奥に家があったんです」

品川さんの生家は、もうすでに取り壊されているが、一本の枝垂れ桜だけがまだ切られずに残っているという。目印は枝垂れ桜だ。今は桜の季節。もし残っているなら、薄紅色の花をいっぱいにつけているはず。

ほこりっぽい砂利道をバスは時速十キロほどのノロノロ運転で少しずつ進んで行った。向かって右手は、昔ながらの古い家屋が、狭い畑や墓地をはさんで、ぽつんぽつんと並んでいる。左手には道から二メートルほど下に田んぼが広がっている。ガードレールも何もない。

この細い道を果たしてバスが通るのかと誰もが心配した。左側の席に座った人が窓から下を覗き込み、右側の座席に座った人は、覗いた人の反応を心配顔で見つめる。運転手さんは、しかし悠然と、細心の心配りを持って大きな車体を前進させて行った。

この小道に入って五百メートルくらい進んだところで道はさらに狭くなり、バスは止まった。車体が胴震いするように横にゆれた。思わずあちこちで、おうっ、という声が漏れる。

「もういいですよ。もういいです。引き返してください」

品川さんが思い余ったような大きな声をあげた、ちょうどその時、バスの前の方から怒声にも似た、大きな声がした。

「あった。枝垂れ桜、あった」

誰もが興奮していた。

「あった、あった」

あちこちで歓声があがった。拍手する人もいる。

右手の窓の前方に、高さ二メートルほどの、ほっこりと丸い、枝垂れ桜の老木が皆の目に飛び込んできたのだ。老木とはいえ、幹は太くてとても頑丈そうだ。

桜は満開。にこにこと笑って、私たちを迎えてくれているように見えた。

桜の木のそばにすでに家はなく、根元の方にわずかに残る石垣がその名残をとどめているだけだった。かつてそこに暮らしていた品川さんのお父さんやお母さん、兄弟たちにかわって、桜の老木が、何十年と品川さんの帰りを待っていたのだ。

「子供の頃、あの枝垂れ桜がうちの屋根にかかっていたんですよ。春になると毎年……」

それまで無口だった品川さんの声も震えて饒舌になっていた。

「よかったですね」

品川さんを振り返ると、品川さんは満開の枝垂れ桜に向かって、静かに、指のない両の手を合わせていた。そして「ありがとうございました、ありがとうございました」と、誰に言うでもなく、ひとりうわごとのように繰り返していた。

品川さんは、子供の頃に発病して、鹿児島の星塚敬愛園に入所した。以来、故郷に帰るのは五十九年ぶりだという。

「家族はもうみんな亡くなってしまって、僕ひとり残ってしまったんです。腹違いの弟がいたらしいんですけど、生まれて間もなく里子に出されてしまって、今はもうどこにいるのか全くわかりません。でも、本当に…帰れてよかった…本当によかった」

バスの中で、みんなが品川さんに口々に声をかけた。

「品川さん、家族はいないけど、でも桜があんたを待っていてくれたじゃあなかね。ねえ、五十年以上も毎年、毎年、季節を忘れずに花をつけて、いつかはあんたが来るって信じて待っとったんよねえ」

「桜の季節で本当によかったねえ。これも神様の巡り合わせたい」

人々は、この光景に、それぞれの人生を重ねていたに違いない。みんなが感激していた。私ももらい泣きした。このときに見た枝垂れ桜は、私の胸のなかの印画紙にも、くっきりとその優しい姿を永遠に刻んだ。

旅から帰って一週間ばかりした頃だっただろうか、品川さんから手紙を受け取った。手紙には、五十九年ぶりに帰ったふるさとで桜と再会できた喜びが綴られていた。そして、一編の詩が添えてあった。品川さんの了解を得て、ここにその詩を記したい。

フラグメント
ふるさと
品川　清

目あてにしてきた
真っ白なシダレ桜が
視野からだけでなく

全身を透して
私のなかに沁みわたりました

誰もいない
家もない……でも
シダレ桜のいのちがかよい
石垣が生きてるような

五十九年四か月ぶりの
ふるさとでした

ガタガタの馬車道が舗装になり
萱葺きの屋根が赤瓦やカラフルになり
隣りの村上さんちの蔵が昔のままに有り
上の野村さんちには昔と違って盆栽が並び
下の野村の一級下のアー坊は元気だろうか
すぐ横に見えた墓碑が気になる
潜り騎には今も野生の水仙が咲いてるだろうか

首ヶ峠のお地蔵さんは立っていらっしゃるだろうか
キキョウ　オミナエシ　ナデシコなども咲いてるだろうか
砥石ヶ峠の砥石　獅子峠への道端のセンブリもあるだろうか
今も蛙のオーケストラが聞こえ
蛍の、夢のような乱舞が見えるのだろうか

「もう学校には来なくていいから」と
校長に言い渡された校舎が集荷場になり
長い銀色のサーベルをガチャつかせて追いたてられ
拒否され　追われつづけたふるさとが
どうして私の中から離れないのか
こうして目をつむると
小学生の私がいて　あなたがいて　みんながいて
オカッパ頭　着物の柄模様
イガグリ頭の素足の、草履
夏の夜の蚊帳のみどりの波
スイッチョ　スイッチョ　馬追いの涼しい声

蛍が尾を引いてくるたまゆら
セミが慌しく飛び込んでくる
軒下の薪の上で　賑やかなクツワムシ

夢がうつつになり
うつつが夢になり

石垣が息づき
シダレ桜がゆれ　ゆれ
花びらが　舞い　舞い
わたしはふるさとに沁み透り
ふるさととひとつに
ふるさとに溶けていきました
一九九六年四月　山口県への里帰りに参加して

「捨てた故郷に未練が残る」

恵楓園恒例の夏祭りの案内をもらったのは、八月に入ってすぐの頃だった。夏祭りは恵楓園で亡くなった人たちの菩提を弔うために毎年行われている。ハンセン病について少しずつ正しい知識が行き渡るにつれて地域の人たちも参加するようになり随分と賑やかになってきた。

広場にステージをつくり、地元出身の歌手のショーが催されたり、入所者や職員がカラオケで演歌を披露したりする。恵楓園の看護師さんや事務の女性は浴衣姿でかいがいしく缶ビールやつまみをお客さんに接待する。普段の白衣や事務服を見なれている目にはとても新鮮だ。

ステージが始まって小一時間ほどたった頃、呼び物の「恵楓音頭」が始まった。入所者の代表がたたく太鼓に合わせ、皆で歌うのである。歌詞の一部をここに紹介したい。

四つ　夜中に　ふと目をさまし
聞けばいとしや　親恋がらす
なまじ泣かすな　夢まぼろしに
結ぶ逢瀬が　消ゆるじゃないか

五つ　何時でも　心をしめて
忘れまいぞや　親御の御恩
捨てた故郷の　鎮守の杜に
残る未練が　我が身を泣かす

六つ　昔は　達者でいたが

今はすたれて　うらぶれ果てた
人もだんだん　嫌気じゃなどと
やけは禁物　病にさわる

ともに去年は　踊った友も
今年しゃ　御魂の　その数にはいる
それを想えば　踊らにゃすまぬ
明日の無常は　吾が身にかかる

こういった歌詞が六十五番まである。この「恵楓音頭」は、昭和四年に入所者によってつくられたもので、毎年の盆踊りで歌い継がれてきた。朗々と夜空に響く歌声はしんと心に染み入るものがある。

会場のあちこちには、職員やボランティアの人たちによる出店も出ていて、たこ焼きや焼きそば、おでんなどのいい匂いが風に乗って流れてくる。ぶらぶら歩いていると、テントの中の椅子に腰掛けた長州さんが目に入った。

「こんばんは」

声をかけると、長州さんがビールの入った少し赤い顔で笑った。

「あんたよう来たな」

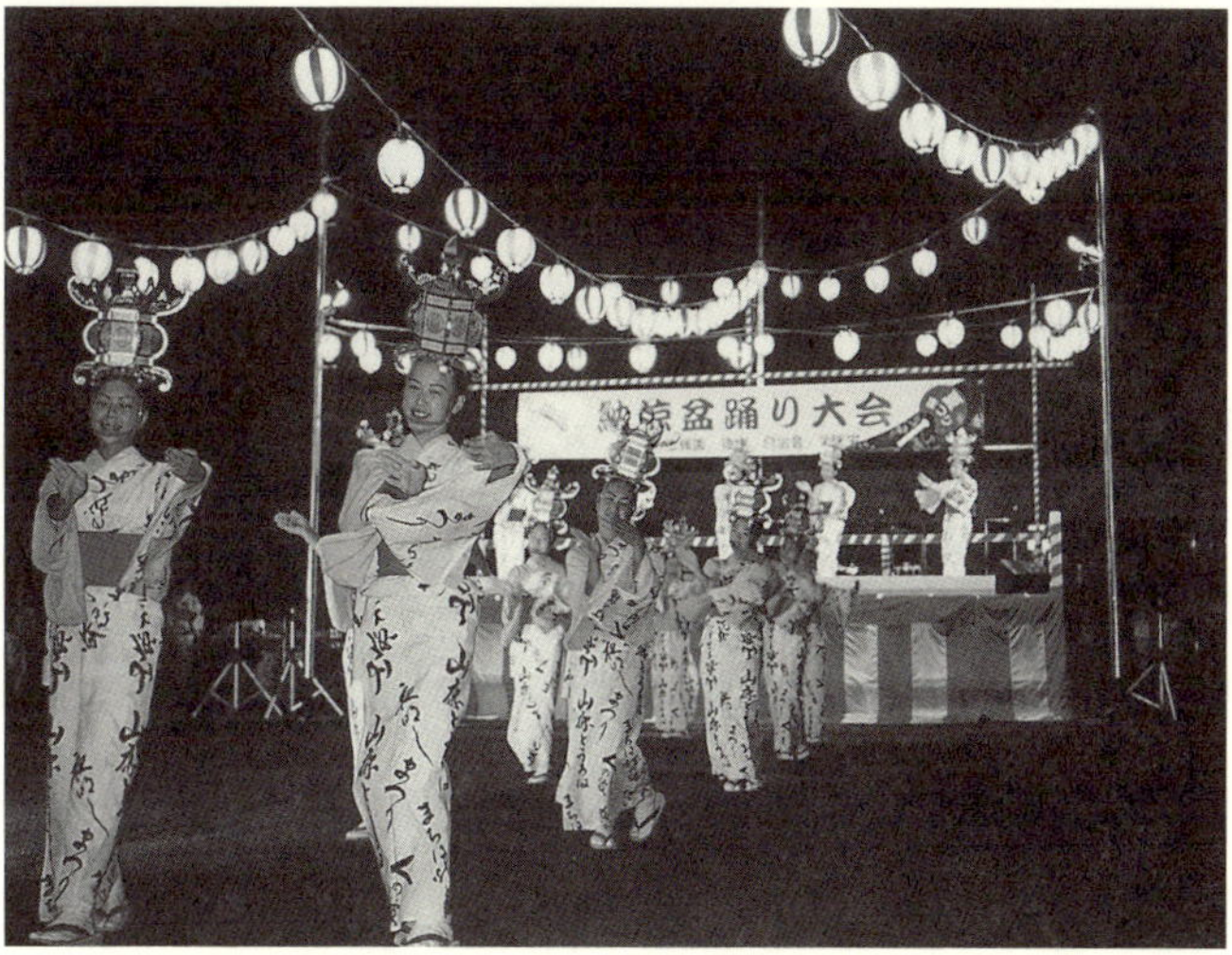

物故者を弔う恵楓園の夏祭り

長州さんは自分の胸ポケットを顎でしゃくって言った。

「あんた、焼き鳥だのなんのていろいろあるけどもう食うたな。ほら、ここから千円出して、何か買うて食べなさい」

遠慮する私に対し、長州さんはしきりに、胸ポケットから千円札を取るよう言った。長州さんは病気の後遺症で手を自由に使うことができないのだ。

私は長州さんの好意に甘えることにして千円のお小遣いをもらった。千円札は長州さんの胸ポケットで、きれいに四つ折りになっていた。

「ありがとうございます」

「いやいや、足りなかったらまたあげるからここに来なさい」

私は千円で、おでんと焼き鳥と缶ビールを買って、夜風にふかれて歩きながら食べた。

こんなふうに小遣いをもらったのは、何十年ぶりだろうか。私が小学校四年生のときに亡くなった祖父を思い出して涙が出てきた。とても嬉しい夜だった。

持ち帰ったテープで聞く母の声

次の週になって、中山弥弘さんを訪ねたのは、盆踊りで顔を見ることが出来なかったためである。中山さんからは、一足早く、暑中見舞い状をもらっていて、慌てて返信を出したところだった。麦わら帽子のイラストが印刷されたかもめーるには、中山さんが最近始めたという俳句が添えてあった。

部屋を訪ねると、中山さんはカセットテープの山に埋もれるように、部屋の中央に座っていた。たまりにたまったテープの整理をしているところだという。中山さんはカラオケが趣味で、盲人会の集まりではいつも堂々と自慢ののどを披露する。たくさんの演歌のカラオケのテープは中山さんの必需品だ。それに加えキリスト教の講話のテープも数多く揃っている。

ひとつひとつのテープの表面には、点字でラベルが貼ってあり、それを確認しながら整理するのである。中山さんは病気の後遺症で手の指をなくしているために、舌でその点字を読んでいた。舌読である。圧倒されながらその様子を眺めていると、中山さんは一本のテープを私に差し出した。

「これ、聞いてみる」

「何ですか」

「お袋の声が入っているんだけどね……。以前、お袋のことを話したことがあったでしょう」

以前、中山さんから聞いた、お母さんにまつわる話は強く印象に残っている。本当に久しぶりに、十五年ぶりに実家に戻った中山さんに対し、お母さんは、「お前、何しに帰った」と、凍るような冷たい言葉を浴びせかけたのである。

その辛い体験から十年ほど経って、目が全く見えなくなった中山さんはこれが最後だと思って実家に里帰りしている。その時、小さい録音機をこっそりとまわしてお母さんの声を療養所の自分の部屋に持ち帰ったのだ。

「もう目が全く見えなくなったから、お袋がいい顔しない家に帰っても迷惑をかけるだけだしね、ほんと、最後の最後と思って帰ったんですよ」

中山さんはいつもの穏やかな声で続けた。

「まあ、目が見えなくなったら、声を聞いて偲ぶより他ないですからね」

中山さんが渡してくれたそのテープは六十分のカセットテープで、たぶん繰り返し中山さんが聞いたのであろう、随分と古ぼけていた。誤って消さないよう、ツメが折ってあった。中山さんは実家に帰ったとき、皆で会食をした応接台の下にこっそりと録音機をしのばせたのだ。

中山さんの部屋の小さいカセットデッキに、そっとそのテープを押し入れて再生ボタンを押すと、遠い日の故郷の懐かしい空気がにわかに立ちのぼった。遠くにＮＨＫののど自慢のお馴染みのテーマソングが聞こえる。その中に、お国なまりで、元気に威勢よく話す中山さんのお母さんの声が、遠く、近く、ときにははっきりと、ときにはぼんやりと聞こえる。ガチャガチャという食器の音、人が立ち、座る、ドスンドスンという音。中山さんの今より少し若い声、付き添いの運転手さんの遠慮がちな声もある。どこにでもある穏やかな日曜日の昼下がりだ。

女性が玄関先で声をかける。お母さんが返事をして立って行く。出前だ。「いい天気でなあ」お母さんが礼を言って代金を支払っている。中山さんの声は何となく、いつもより固いようだ。久しぶりの故郷で緊張しているのだろうか。療養所での暮らしはどうかと問う、叔父さんの質問への受け答えもどこかぎこちない。

ひとしきりお互いの近況を報告しあって会話が一瞬途切れたその時、お母さんが突然、運転手さんに対して言った。

「ほんに、お世話になりまして。なんと礼を言うていいものやら、お世話になりましてなあ」

お母さんの声は、心の奥から振り絞るようなおろおろとした声で、今にも消え入りそうだった。何しに帰った、と、息子に冷たい言葉を浴びせ、一度も療養所を訪ねることのなかったお母さん。しかし、この時の声音は、確かに、息子を思い、案じる母親のものだった。中山さんは、最後に実家に帰ったときのこの母親の言葉を、ひとりぼっちの療養所の部屋で何度も抱きしめたのかもしれない。

中山さんを傷つけるかもしれないと思いつつ、私は中山さんにひとつの質問をぶつけてみた。

「中山さんにとって、家族って何ですか」

中山さんはとても戸惑ったような表情をした。

「家族ですか……。さあ、私には遠すぎてよくわかりませんねえ」

私は緊張してその表情を見守ったが、中山さんは顔に笑みを浮かべ、いつもの穏やかな声で短く答えただけだった。

中山さんに限らず、恵楓園の入所者たちの中には、家族から見放され、辛い思い出を持つ人も多い。しかし、その全ての人たちは、自分を捨てた家族を恨むどころか、差別されていないかとその境遇を案じ、そして肉親をそういう境遇に追い込んだ自分自身を責めつづけるのである。それはもう、切ないばかりである。

第三章　遅すぎた「らい予防法」の廃止

「らい予防法」廃止運動と専門家たち

インタビューでたくさんの人の話を聞くうちに、私の中でひとつの疑問が膨れ上がって行った。「らい予防法」の廃止が遅れた理由だ。もう少し早く隔離政策を撤廃していれば、人びとの苦しみがこれほどまでに増幅されることはなかったのではないかと思ったのだ。

戦後、特効薬プロミンが、アメリカから入ってきてハンセン病は治る病気となった。患者の強制隔離を定めている「らい予防法」が、早くからその根拠を失っていたにもかかわらず、この法律がこれほどまで永らえることとなったのは一体何故なのだろう。

戦争が終った翌年に公布された憲法には、基本的人権の保障がうたわれた。しかし、社会から隔絶された療養所には新しい時代の風は入ってこなかった。

療養所の入所者たちは、旧態依然とした状況を何とか変えようと、自ら立ちあがる。一九五一（昭和二十六）年に、入所者たちの全国組織「全国国立癩療養所患者協議会・略して全患協」（現在の全国ハンセン病療養所入所者協議会・略して全療協）を結成、「らい予防法」改正に向け、結束を強めていく。

しかし、この年の十一月、参議院の厚生労働委員会で、長島愛生園園長の満田健輔氏、多摩全生園園長の林芳信氏、菊池恵楓園園長の宮崎松記氏は、ハンセン病患者の強制収容の強化、そのための法改正の必要性を強く訴えている。さらに満田健輔氏は、患者本人だけでなく、家族も断種すべきであると発言している。ハンセン病が治る時代となったにもかかわらず、何故に園長らは隔離を強化しようとしたのか。

戦後の法改正によって、警察権力をもって行われていた強制収容が保健所の手に委ねられ強権的な収容がやりにくくなったこと、戦後の民主主義思想が各療養所にも行き渡り、患者が「主張」するようになったこと、そんな時代の変化に、患者を管理する側として危機感を感じていたのかもしれない。恵楓園ではこの年、一千床拡張工事が完成、ベッドを埋めるため、強制隔離は更に強力に推し進められて行く。宮崎氏が目指したのは「世界一のハンセン病療養所」だった。

宮崎松記氏は、一生をハンセン病に関わって生きた人で、菊池恵楓園の園長を昭和九年から三十三年まで二十四年間務め、晩年はインド政府から招かれて、救らいセンターの院長を務めている。しかし、昭和四十七年、インドから日本に帰る途中、乗っていた航空機が墜落してかえらぬ人となった。

医者としての良心と、自らの立場を磐石にしたいという思いの狭間で宮崎氏は揺れ動いたのだろうか。

時代に単身抗う格好で、入所者たちは予防法改正のために立ちあがる。国会前で座り込みをしたり、ハンストをしたりして、激しい闘争を繰り広げる。このとき入所者たちの多くはまだ二十代。何とか社会に出て、仕事をして、子供を産んで、と将来に希望を持っていた。恵楓園でも、むしろ旗を掲げて園内をデモ行進している様子が写真に残っている。

しかし、昭和二十八年、入所者たちの激しい闘争も空しく、旧予防法の強制隔離政策をそのまま引き継ぐ「らい予防法」が成立する。このとき、「らい予防法」には、近いうちに隔離政策を見直す必要があるとの付帯決議がついたが、それが実行されることはなく、その廃止は、なんと四十三年後の平成八年まで待たねばならなかったのである。

国際医療福祉大学学長の大谷藤郎さん（八二）を訪ねた。大谷さんは、京都大学の医学部の学生の頃から、小笠原登教授のもとで、ハンセン病患者の治療に携わっている。大谷さんが師事していた小笠原教授は昭和二十年代、ハンセン病は伝染力が極めて微弱であるため強制隔離の必要はないと、当時の医学界でひとり反対して異端視された人物で、患者に対してとても人間味のある診療を行っていた。

大谷さんは三十六歳で厚生省に入省し、ハンセン病をはじめ、精神障害、筋ジストロフィーなど多方面にわたって、法律や政策の立案などにあたってきた。一九八一（昭和五十六）年に医療局長になったとき、陳情に上京してきたハンセン病の入所者の代表にとても温かく接したことは恵楓園の多くの入所者が今も語り草にしている。

「らい予防法」の廃止も、氏の永い間の悲願だった。平成八年の「らい予防法」の廃止も、大谷氏が中心となって動いて実現したのだ。医者として、官僚として、ずっとハンセン病問題と関わってきた大谷氏なら、明快な答えが返ってくると期待したのだ。

「どうして根拠を失った予防法が、これほどまでに永く生き続けることになったのでしょうか」

私の質問に、大谷氏はうーんとうなって五秒ほど考え込んだ。そして、ゆっくりと口を開いた。

「それは、やはり、両方当事者の私が言うのもなんだけど、当時の医者、それから国の責任でしょう」

予想していた答えだったが、私には、最初の大谷氏の沈黙の方が気になった。大谷氏は深く考えながら続けた。

「私たちもね、当時は予防法うんぬんより、療養所の中でいかに患者さんたちに快適に生活してもらうか、そのことに力を注いだわけです」

「冷たい社会に返しても……」

昭和二十八年に、闘争空しく改正「らい予防法」が成立すると、入所者たちを無力感が襲う。しかし、世界の潮流としてハンセン病患者の隔離政策を撤廃する動きに力を得て、再び全患協は予防法改正に向け動き出す。ところが、世界の流れを無視するかのように、国に隔離政策を廃止する動きはなかった。全患協は、遂に根負けにしたような格好で、予防法の改正を全面に押し出すことをやめてしまう。今暮らす療養所をできるだけ快適な場所にすることに闘争のポイントを移すのである。

昭和三十年代には、病気が治癒して社会復帰する人が相次いだ。園の外に仕事に出る人も多く、外出や旅行も自由となっていた。強制隔離を定めた「らい予防法」は有名無実化し、全くの「死に法」となっていたのだ。ならば、法律を盾にいろんな要求をした方が得策ではないかという考え方が、入所者、国の共通認識となって行く。「予防法は、予算要求のための必要悪」なのである。

恵楓園入所者自治会の元会長、太田明さんは永年、国との交渉にあたってきたひとりだ。太田さんは、人権闘争がいつしか経済闘争に移っていったと述懐する。

「予防法を利用しようという考え方になっていったんですよ。隔離政策の枠内でいろんな要求をしてきた。我々にはそうするしか術がなかったんです」

壁の外に根強く残る偏見、差別。いつまでたっても拒絶する社会。かつて入所者の逃走を防ぐためにつくられた厚い壁は、いつしか、入所者自身の生存を確保する防護壁に変わっていくのである。

やむなくではあるが、結果的に隔離政策を是認するようなこの考え方は、ハンセン病は怖いものという社会の偏見をその後永く社会に定着させることになる。故郷の家族との距離は縮まるはずもなく、そのような状況は一九九六年まで続くのである。

一九九二（平成四）年、大谷藤郎さんは、厚生省が設置した「ハンセン病予防検討委員会」の座長に就任、予防法の廃止を決意する。歩調を合わせるよう全患協に働きかけるが、当初、入所者たちは慎重な姿勢を見せる。もし予防法がなくなって、強制隔離政策が撤廃されたら療養所を出て行かなければならないかもしれない。他に暮らす場所もない七十歳を超えた老人たちである。その心配は至極当然のことだ。

大谷氏は続けた。

「もしあの頃、法律がなくなっていたら、状況は大きく変わっていたでしょう」

あの頃とは、らい予防法の見直しが行われた昭和二十七年から翌年にかけてだ。入所者の多くが二十代だった頃。この頃はすでに特効薬プロミンの成果で、多くの人が無菌状態となっていた。園を出て、仕事を見つけて、結婚して、子供も持ってと、社会で普通に生きていくことを痛切に願っていた。もしあの頃、隔離政策がなくなっていたら……。

今そのことを考えても詮無いことではあるが、予防法は、あれから半世紀近くも生きつづけてしまった。とにかく、廃止が遅すぎた。

「でも、私自身、この人たちを社会に返すことなんて、全く考えなかったんですね。冷たい社会に返してどうなるんだ、という想いしかなかった」

社会の片隅で暮らす入所者たちが、人間として生きたいという痛切な思いを理解し、支援する人たちは、世の中にほとんどいなかった。

宗教界は、病気になったのは運命だと患者にはすすんで療養所に入ることを説き、心穏やかに暮らすよう教化した。彼らも国策を側面から積極的に支える役割を担ってきたのである。各宗派は「らい予防法」が廃止されたあと、入所者たちに謝罪している。

医学界は満田健輔氏や宮崎松記氏などの後の世代も、隔離について疑問を持ちながら専門的な立場から国に働きかけることはなかった。

メディアについては後に述べるが、永い間、この問題を無視してきたばかりでなく、逆に社会に恐怖感や偏見を植えつける大きな役割を演じてきた。教育界、法曹界もまた社会を動かす力にはなり得なかった。

「とり返しのつかない重大な誤りだった」

「らい予防法」の廃止直前の一九九五年四月二十二日、ハンセン病医療に関わってきた専門医でつくる「日本らい学会」(現在のハンセン病学会)は、従来の強制隔離政策は間違っており、結果的にそれに加担し、黙認してきた医学界の責任は重大だ、とそれまでの隔離政策の黙認を謝罪する異例の声明を発表した。

前述したように、「日本らい学会」は、過去、宮崎松記氏や光田健輔氏らが強制隔離を主張して譲らなかったという経緯がある。多くの関係者を驚かせたこの「日本らい学会」の見解の一部をここに抜粋してみる。

らい予防法についての日本らい学会の見解

……(略)……

日本らい学会が、これまでに「現行法」の廃止を積極的に主導せず、ハンセン病対策の誤りも是正できなかったのは、学会の中枢を療養所の関係会員が占めて、学会の動向を左右していたからでもあり、長期にわたって「現行法」の存在を黙認したことを深く反省する。

……（中略）……

終わりに、救らいの旗印を掲げて隔離を最善と信じ、そこに生涯を賭けた人の思いまでを私たちには踏みにじる権利がない。しかし、強制隔離によって、肉親を引き裂かれた人の悲痛な叫びに、今改めて耳を傾けながら、これほどの無惨さを黙認したことに対し、日本らい学会には、厳しい反省が求められるであろう。

それに、らい対策も医療的対策以外のなにものでもないから、隔離の強制を容認する世論の高まりを意図して、らいの恐怖心をあおるのを先行させてしまったのは、まさに取り返しのつかない重大な誤りであった。この誤りを、日本らい学会はもちろんのこと、日本医学界全体も再認識しなくてはならない。

この「日本らい学会」の見解が出されたのをきっかけに、予防法廃止への機運は急速に高まって行く。当時の厚相、菅直人氏が全患協の代表に謝罪したことが決定打となって、一九九六（平成八）年三月、通常国会で、「らい予防法」は正式に廃止がきまった。そして、四月一日に隔離政策を廃止し、今後の処遇を保障する新法が施行された。この日、八十九年間にわたった強制隔離政策に終止符が打たれた。

「ずっとそこに居られるからよかったね」

その日の午後、早く仕事を片付けて、私は、車で恵楓園に向かった。

……きょうは、いつもと違うかもしれない……

もう、幾度となく通った遠藤邦江さんの住まいの引き戸を開け、声をかけた。

……今日はいつもと違わなければいけない。だって、邦江さんが待ちに待った特別な日なのだから……

「あら、よう来たね。もう仕事は終わったの」

邦江さんが玄関に立ってきて笑顔を見せた。

「上がりなさい。どうぞ」

いつもの長崎訛りのおっとりとした口調、さくらんぼの飾りのついたエプロン、太郎はいつもの籠の中に寝かされていた。いつもと違う何かを探し出そうとして、私はそれに失敗した。邦江さんのまわりは全くいつも通りだった。

「今ね、予防法の廃止を母と主人に報告しよったとこだったとよ。どうぞ座って」

仏壇には、大きなりんごがふたつ供えてあった。

「予防法がなくなったといってもねえ」

お茶を飲みながら邦江さんが言った。浮かない顔だ。あんなに予防法の廃止を待ち望んでいたはずなのに。

「実はね、里の姉にゆうべ電話をしたんよ。そしたら、よかったね、厚生大臣が謝ってくださって、って言うんよね」

「ええ」

「そこまではよかったんよ。そのあと何て言ったと思う。ずっとそこにいられるようでよかったねえって言ったんよ」

「……」

「私としてはね、ちょっとでも社会に出てみんね、帰ってこんね、という言葉が欲しかったんだけど……でも、そういう言葉は思いつきもせんのでしょうね。これまでもね、ハンセン病のことがいろいろと新聞に載ったりしたときに私が電話しても、ああそうだったかねえ、という調子でしたもん。外の世界の人は何やかやと忙しいのかね」

湯呑みを掌で包み込むようにし、中を覗き込んでゆっくりと動かしながら邦江さんは続けた。

「私にも、そりゃああるんですよ。何か月でもいいから、社会の片隅で暮らしてみたいという気持ちはね。なにせ十三歳でここに入ってからずうっと外の世界で生活したことがないんですからね。でも、この恵楓園でかなり若い方の私でも、もう、六十ですからね。普通の会社だったら、もう定年よね。出て行ったところでもう仕事もないだろうし、第一、一人ぼっちでアパートか何かに入ったところで果たしてその孤独に耐えられるかと思うんよね。もし子供でもいれば随分と違うんだろうけど……。ほんと、予防法の廃止があと二十年、いや、十年でも早かったらもう少し違っていたと思うんだけど。遅すぎましたよねえ。ほんとに遅すぎた。予防法の廃止は嬉しいけど、でも、ここは何の変化もないですねえ」

予防法が廃止された直後、恵楓園には法律がなくなったら入所者は家に帰されるのかと危惧する家族からの電話が相次いだという。

取材を始めた頃、私は、入所者を縛る法律がなくなって、晴れて家族に迎えられて故郷に帰る人や、友人や親兄弟と数十年ぶりの再会を果たした人を取材して、番組を大いに盛り上げようと密かに企んでいた。しかし、そういった場面には、ついぞ一度も出くわすことがなかった。家族は、故郷は、人びとを温かく迎えることはなかった。遥か昔に途切れてしまった家族との縁。法律がなくなったといっても、未だ残る偏見や差別。平均年齢はすでに七十歳、自立するには遅すぎた。

この厳しい現実を前に私は声をなくした。この現実を私は想像もしていなかったのだ。療養所の人たちは、皆そろって故郷に帰るものだと能天気に考えていた。

「らい予防法」がなくなってひと月たっても、ふた月たっても、一年が巡ってきてもなお、恵楓園から外の世界に社会復帰した人は出なかった。

第四章　裁かれた強制隔離政策

「胸のつかえがすっと下りた」

一九九八（平成十）年、七月三十日、熊本城にほど近い、熊本市京町にある熊本地裁は、猛暑の中、蟬が激しく鳴いていた。菊池恵楓園の志村康さんは、熊本地裁の正面玄関前で、メガホンを手に支援者やマスコミに対し声を張り上げた。

「日本が法治国家であるならば、このような問題はとっくの昔に解決しているはずであります……どうか皆さん、長くて険しい闘いになると思いますが、最後まで、ご支援を賜りますよう、お願いいいたします」

菊池恵楓園や鹿児島の星塚敬愛園の入所者十三人が、「らい予防法」に基づく国の強制隔離政策によって基本的人権を侵害されたと、一人あたり一億千五百万円の損害賠償を求める訴訟を全国で初めて熊本地裁に起こしたのだ。弁護団に守られるようにして緊張した面持ちで裁判所に入った志村さんは、テレビカメラのライトを右の頬に浴びながら、原告を代表して担当者に訴状を提出した。

「訴状を出して裁判所から出たときの空の青いこと青いこと。ハンセン病で亡くなった人が恵楓園だけでも三千五百人以上いるし、堕胎された子供がどのくらいいるのか私にはわかりませんけど、これまで迫害を受けてきた人がどれくらいいるか、そういった人たちもさぞ無念だっただろうと思うとね、本当に良かったなあって思いましたね。永年の胸のつかえがすっと下りたような気がしました」

　志村康さんは、中学生の時に発病し、恵楓園に入所した。実家は食料品関係の商売を営んでいたが、ハンセン病の患者が出たということで、保健所の職員がきて「家が真っ白になるくらい消毒され」、その地で商売ができなくなった。

　志村さんがハンセン病とわかってから、母親は真剣に一家心中を考え、長崎の西海橋から身を投げれば遺体も上がらず、親戚にもそれほど迷惑がかからないだろうと思いつめた。しかし、志村さんには、まだ当時四か月の歳の離れた妹がいて、この子まで道連れにするのはあまりにも可哀そうだと夫に説得され母親は心中を思いとどまった。

「親父がね、療養所をしょっちゅう訪ねてきて、とにかく母親に手紙を書けというんですよ。毎日書けとね。でも毎日なんてそんな書くことはないんですよ。最後は今日の天気とか、そんなことを書いて送ってましたね」

志村さんも子供を生むことを諦めて奥さんが堕胎している。志村さんの家に初めてお邪魔したのは、恵楓園の取材を始めた年の冬だった。インタビューの間、奥さんが傍らに静かに座っていた。こたつの上にはみかんが数個乗っていて、すすめられるままに私もひとついただいた。部屋は南向きなので、ガラス越しに陽がぽかぽかと暖かかった。話の途中、ふいに一匹の蝿が飛んできてテーブルの上に止まった。咄嗟に志村さんが蝿を叩こうとしたとき、奥さんが厳しくそれを制止した。

「やめときなさい。みてごらん、よたよたしてる。まるで私たちみたいじゃないの。殺さんでもいい、じき死ぬんだから。とても人ごととは思えんわ」

蝿は命拾いしたことも知らず、みかんの皮の上を用心深く、そろそろと歩いた。

「差別や偏見の根は深い」

「一九五六年の三月十五日、私はこの日を一生忘れない」

斎藤勝さんに初めてインタビューしたとき、斎藤さんは厳しい顔つきで、マイクに向かって言い放った。

斎藤さんも、第一次の提訴の原告に加わったひとりだ。恵楓園には小学校六年生の時に入所した。今年で六十五歳になる。斎藤さんは「熊本と宮崎との県境の村の出身」とだけ教えてくれた。その「一九五六年の三月十五日」の前の晩、お母さんは斎藤さんに「明日は熊本見物に連れて行く」と言ったそうだ。斎藤さんの村では当時、熊本見物に行ったことのある同級生は誰もいなかった。斎藤さんは嬉しくて嬉しくて前の晩はなかなか寝つけなかった。

その日が来て、お母さんと一緒に村を出て、長いこと汽車に揺られ、やっと賑やかな街が見えてきた。斎藤さんは、さあ、ここで汽車を降りるんだろうと思ったそうだ。しかし、いつになく無口な母親は何にも言わずに、もうひとつ電車を乗り換えた。恵楓園に向かう菊池電車だったのだ。

今とは違って、当時まだ山の中のように寂しい療養所の前で電車を下り、とぼとぼと黙って歩くお母さんのあとを斎藤さんはついていった。そして療養所で簡単な診察を受けたあとそのまま斎藤さんは入所した。着のみ着のままで。お母さんはとうとう何も言わず、息子を一人残して汽車に乗って帰ってしまった。

「最初はどこにいるのか、何でこんなところに連れてこられたのか、訳がわからなかったですね。どうしてお袋は自分ひとりを残して帰って行ったのかと、あれからほんとうにもう、恨んで恨んで恨みましたよ」

家に帰ったら真っ先に覗いてみようと仕掛けてきたウサギのわなはどうなったのだろう。熊本見物に行くという風船のように膨らんだ気持ちを、十三歳の少年は、知る人など誰もいない療養所でどうやって処理したのだろうか。

遠い遠い遥か昔の日に、お母さんと一緒に村を出て以来、斎藤さんはつい最近まで故郷に帰ることはなかった。小学校の卒業名簿には「死亡」と記されていたという。斎藤さんの病気が原因で兄弟も故郷を出て行き今は音信不通になっている。斎藤さんがぽつりと言った。

「これが一家離散というやつですかね……」

返答に詰まった私の目を見据えて、斎藤さんが言った。

「僕はね、お金が欲しくて裁判をするわけじゃない。わかってくれますか」

二次、三次と提訴が続くなか、四月八日、鹿児島の星塚敬愛園に全国の療養所の入所者の代表が集まって会議が開かれ、裁判を支持する、という全療協の方針が打ち出された。

そして平成十一年三月二十九日の四次提訴では、これまでで最も多い八十三人が提訴、これで原告の数は百二十八人に膨れ上がった。このときは全患協の会長として長い間患者運動をリードしてきた曾我野一美さんも原告に加わり、記者会見で国は誤りを認めるべきだと強く主張した。

一連のハンセン病国家賠償請求訴訟を巡る動きは、いずれもマスコミが大きく取り上げた。四次提訴で原告の数が百人を超えた日、新たに原告に加わった人たちや弁護団の声は幾分興奮気味で、集まったテレビカメラの数もいつもより多かった。私は裁判所を出た足で、恵楓園に向かった。

しかし、療養所はいつもと全く変わらず人影もない。裁判所の熱気を引きずっていた私は一瞬、戸惑って立ちすくんだ。中山弥弘さんが盲人会館にいるというのでとりあえず寄ってみた。

「きょうは裁判所は賑やかでしたよ」

「ああそう、そうか、きょうは提訴か。ん、三次かな、いや四次か」

「はい……」

裁判にあまり関心のないような中山さんの言葉に、私は困惑した。そんな私の心情を察してか、中山さんは私のほうに向き直り、笑って言った。

「マスコミも大変ですね」

「中山さんは、この裁判はどうなると見ていますか」

「そうねえ、私自身は提訴とか、夢にも考えてないんです。僕は子供の頃から、傷口からばい菌が入ってそこから化膿して、熱が出てというのを何度も繰り返していたから、療養所がなかったらとっくの昔に死んでいたと思うんですよ。だからむしろ恩恵を受けたと思ってる。でもね、こうやって新聞やテレビに出て、多くの人に私たちのような人間がいることを知ってもらうことはとてもありがたいとは思っていますよ」

　中山さんは、真珠のような灰色の目で宙の一点を見据えながら言葉をつないだ。

「ハンセン病はかつてはらい病と言われてとてもひどい差別を受けてきたけど、その結果、仕事もない、家にいるわけにはいかないということで、昔はひとつの集落をつくってひとかたまりに住んでいたんです。熊本では、加藤清正の菩提寺の本妙寺の参道にかたまって暮らしていたんだけど、皆お参りに来る人たちに物乞いをしてたんです。そうするしか生きていく手段がなかったから。頬に傷はなくても、赤チンをつけて包帯を巻いて、お金を恵んでもらってたんです。本当にそんなことをしてた人から実際に聞いた話なんです。だからハンセン病に対する偏見や差別はとても根が深い」

　いつもの穏やかな声の調子はいつのまにかどこかに吹き飛んで、いつになく激しい調子で中山さんは話し続けた。

「ハンセン病はね、この病気が原因では死なないんです。どんなに醜くなっても死ぬことはできない。業病と言われる所以かもしれない。わかりますか。首でもくくって自分で死ぬか、あるいは物乞いをして生きていくしかなかったんだ。聖書にもハンセン病の患者が出てくるけど、気の遠くなるほどの永い間、差別されてきて、それがそう簡単に解消するとは到底思えない」

中山さんは私が口を挟む隙すら与えずに、話し続けた。

「あの時、そう昭和二十八年の予防法改正運動のときに、法律をなくしておけばよかったんだ。あの頃はみんなまだとても若かった。あの頃に希望者をどんどん社会に出しておけば、皆子供もつくれたし、仕事もあっただろう。でも、それをしなかったからずるずるとここまできてしまった。あの頃二十代だったのが、今はもう七十を超えてるんだから。らい予防法がもう少し早く廃止されていたらこんな訴訟問題自体起きていなかったと思うんですよ。とにかく、遅すぎた……」

中山さんはここまで言って、急に声のトーンを落とした。

「それに一億円ですか、賠償金は。そんなたくさんお金をもらったとして、どうやって使うんですか。ここに入っていて」

裁判に勝つにせよ、そうでないにせよ、中山さんにとっては、それほど大きな問題ではない。むしろ七十を超えた老人が、今になって揃って裁判に踏み切らざるを得ない現実に憤りをこらえきれないのだ。社会からここまで捨て置かれ、無視されつづけた現実に。失われた時間はどうあがいても戻ってこない。

提訴を受けて、菊池恵楓園の入所者自治会では、入所者全員に対して裁判をどう思うか、アンケート調査を行った。その結果、なんと七三パーセントの人が裁判には静観の立場だった。国を相手に喧嘩をすれば、ここを出て行かなければならなくなるのではないか。突出したことは慎んでもらいたい。

想いはさまざまに渦巻き、大きく揺れた。しかし、残された時間くらいは人間として生きたいという、皆の切実な思いは、司法による人間回復を目指して一本の流れとなり、次第に太く強い奔流となって行く。

全面勝訴に湧く一方で

二〇〇一（平成十三）年五月十一日、ハンセン病国家賠償請求訴訟の判決の日。熊本地裁は詰めかけた大勢のマスコミや裁判の支援者であふれかえっていた。午前十時、「勝訴」の文字が青空に踊った。地鳴りのように湧きあがる喚声、そして拍手。私の横で原告の女性が支援者の腕に泣き崩れた。原告全面勝訴。予想外の結果に裁判所の空気は一挙に沸点に達した。法廷を出てきた原告団副団長の志村康さんはマスコミのインタビューに「日本にも司法が生きている」と弾んだ声で答えた。

訴訟は、強制隔離は必要だったか、人権侵害はあったか、国会には責任はなかったか、などが主な争点となった。判決では、新薬の治療効果があがっていたことや、強制隔離を撤廃しようとの当時の世界的な流れを考えた場合、遅くとも一九六〇（昭和三十五）年以降は強制隔離の必要

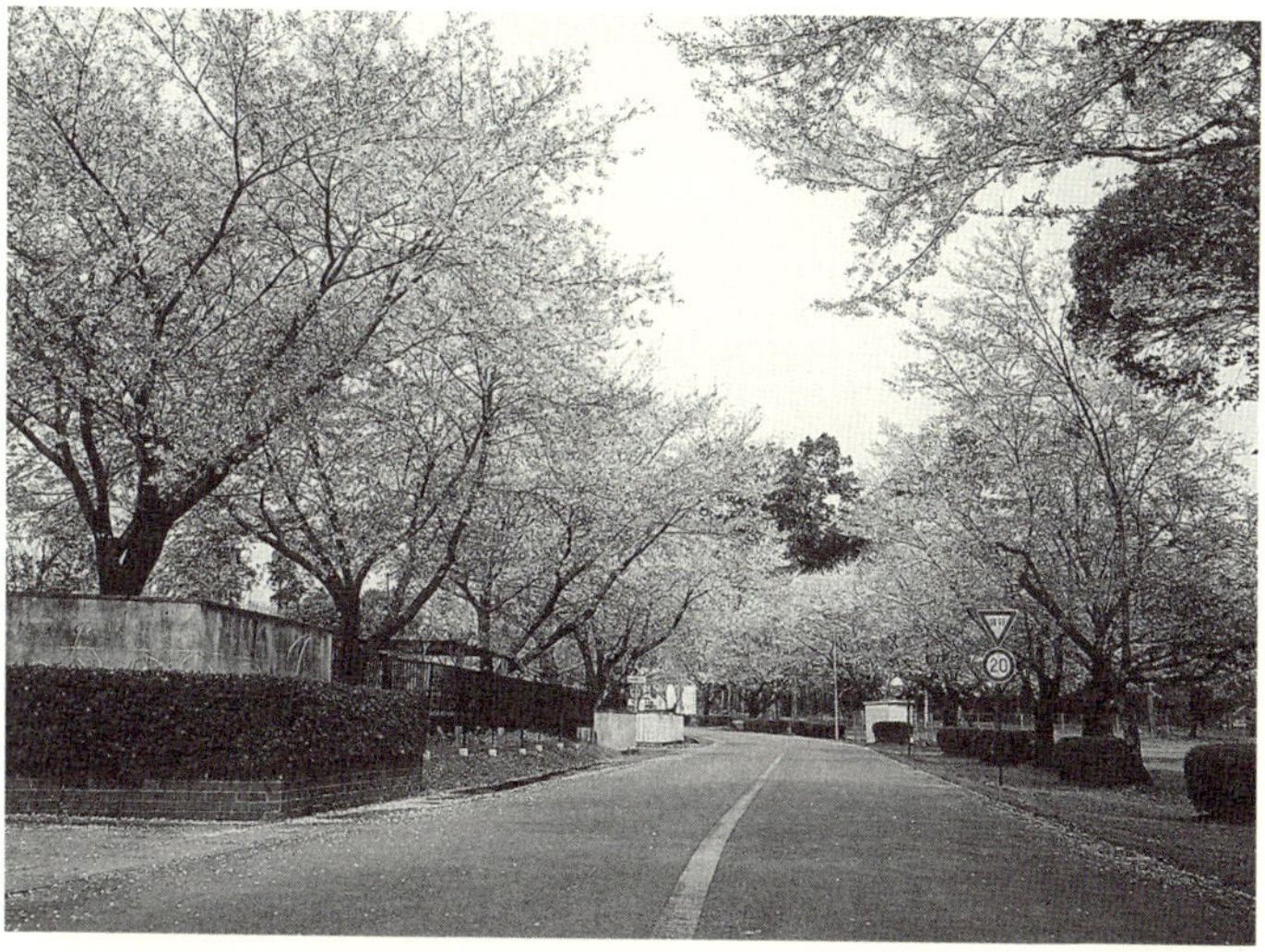

〝患者作業〟で植えられた桜並木だが、以前は訪れる人もなかった

はなく、その七年前に制定された「らい予防法」についても、基本的人権を保障する憲法に違反すると断じた。また、隔離規定を温存する結果となった国会の責任も認めた。強制的な堕胎など、入所者が受けた人権侵害は極めて深刻であると明言し、原告ひとりあたり千四百万円から八百万円、総額十八億円余りの支払いを命じた。

明快ですっきりとしている。久々に胸にストンと落ちる、分かりやすい判断を聞いた気がした。少し前のエイズ訴訟で、重大な責任を負う医者が無罪になるという結果に釈然としない思いをひきずっていただけに、民意に近い裁判官がいるということに感動を覚えた。

提訴のとき、この裁判所でメガホンを手に「長くて険しい闘いになる」と緊張の面持ちで覚悟を語った志村さんだったが、熊本地裁は提訴から二年十か月というスピードで判決を出した。全国の療養所の入所者の平均年齢は七十四歳。こういった状況を踏まえ、原告ひとりひとりの被害実態まで踏み込まず最小限の被害を認定する形をとったためだ。志村さんの顔は決意に引き締まった提訴のときと違い、この日の青空のように晴れ晴れとしていた。

遠藤邦江さんは、入所者自治会の事務所で、数人で裁判所からのテレビの中継に見入っていた。いつもは活気のある事務所も、この日は傍聴に行ったり上京して全療協の会議に出席したりで多くが出払ってしまい、ひっそりとしていた。テレビの中継だけが外の熱気を忠実に伝えていた。邦江さんは訴訟には加わっていない。しかし、「勝訴」の二文字が画面で飛び跳ねたとき、こみ上げてくる涙を抑えることが出来なかった。事務所にいた他の数人はまばたきもせずじっとテレビの画面を見つめ続けた。

中山弥弘さんは部屋に流れる臨時の園内放送で判決を聞いた。判決をどう思いますかと尋ねても、いつもの穏やかな調子に何の変わりもなかった。今後原告に加わりますかと聞いてみると、とんでもないというふうに首を横に振った。

「自分は国からひどい仕打ちを受けたとは思ってないから」

療養所に入るとき、家を真っ白に消毒された話。許可をもらって帰省したのに、ハンセン病の患者ということで、誰もいない暖房もない真冬の駅に一晩中留め置かれた話。お母さんから冷たい言葉を浴びせられた話……。以前中山さんから聞いた話の数々を私は思い出していた。

「法律があったことで私はかえって守られたと思っています。それは何があったって変わりません」

長州次郎さんは自宅でテレビ中継を見ていた。勝利の確信はあったが、実際に「勝訴」の文字を見たときは胸に熱いものがこみ上げた。判決のあと、国に控訴をやめさせようと原告に加わった。

今年でもう九十八歳になる長州さんのお母さんから、判決のあとしばらくしてまた宅配の定期便が届いた。中身は家でとれたキャベツや米、いちご、そして下着やハンカチ。長州さんが好きなお菓子、やどりぎもちゃんと入っていた。しかし、今回はなぜかお母さんからの手紙が入っていなかった。何十年ときちんきちんと忘れずに届けられてきた宅配便。手紙が入っていなかったのは初めてだという。

「こんなにも毎日毎日ハンセン病ハンセン病ってテレビでいうもんだから、お袋もいろいろ考えるところがあるんじゃろう」

国の過ちが認められたわけだからこの機会にお母さんに逢いに行ったらどうですかと言ってみたが、やはり、長州さんは首を横に振った。絶対帰らないという親子の約束があるからまだできない、と。判決の喜びを饒舌に語っていた長州さんだったが、話がことお母さんのことになると、声はか細く、歯切れも悪くなる。でもこの先、お母さんに逢うどんなチャンスがあるというのだろう。

判決から十二日後の五月二十三日、小泉純一郎首相は、国は控訴しないとの政治決断をした。それまで息をつめて国の動向を見守ってきた原告らは大きな喜びに湧いた。

第五章　メディアとホテルの宿泊拒否事件

「メディアは騒いだだけではないか」

原告全面勝訴判決の翌日の朝刊には、大きな見出しが躍った。「政府・国会は猛省すべし」「断罪された国の責任」。いずれも政府や国会の責任をきびしく断罪していた。「世論が勝った」と、まるでメディアの仕事を自画自讃しているかのような記事まであった。

こうした記事を目にして、私は少なからず違和感を感じていた。果たしてメディアはこれほどまでに国や国会の責任だけを手放しに追及する資格があるのだろうかと思ったのである。ハンセン病問題に関わりを持ち始めて、この時点ですでに五年が経っていた。私自身、ハンセン病をめぐる永い歴史の中で、メディアがこの問題の解決に向け何らかの貢献をしたという話を聞かないことを不思議に感じていたからだ。

この裁判をめぐってテレビも新聞も連日のように大きく報じていた。小さな子供でもハンセン病という言葉を覚えるのではないかと、ニュースを見ながらつくづく思ったものだ。

しかし、恵楓園で私は意外な声を耳にした。河岸渉さん（七五）は、恵楓園の入所者自治会長を永く勤めた人で、予防法廃止に向けて中心になって運動してきたひとりだ。河岸さんはこう言い放った。

「マスコミは、よそがやるから横並びで一斉に騒いだのではないか」

「報じた」ではない。「騒いだ」という言いかたに、メディアへの不信や軽侮と諦めがにじんでいるように思えた。

「本来なら弱い立場の人たちを助けるのがジャーナリズムでしょう。でも、そのとき思ったですよ。メディアは、勝ち馬にしか乗らないな、と」

河岸さんの言葉は、永い間、ハンセン病問題を無視し続けたにもかかわらず、「らい予防法」廃止、「国賠訴訟勝訴」という社会的動きを受け、横並びで洪水のような報道をするメディアを厳しく批判していた。

しかし、私自身、恵楓園の取材を始めて間もない頃のことがいつも頭に思い浮かんでくる。園で出されたお茶がどうしても飲めなかったこと。ハンセン病に関する古い文献を恵楓園の資料室で調べて帰った日、我が家の三歳の息子を抱き上げる前に石鹸で何度も手を洗ったこと……。口先では、偏見、差別はいけないと、偉そうなことをしゃべりながら、当の自分はハンセン病に対してこだわりを持っていなかったか。この病気は大人には感染しないと専門医からいつも聞いていたにも関わらず、どこかで病気をこわがっていなかったか。

私は自責の念という痛みを抱きながら、過去この問題に関わったジャーナリストや、今取り組んでいる記者たちを訪ね、その話に耳を傾けてきた。

その結果わかったことだが、判決も指摘するように、メディアは国民にこの病気に対する偏見、差別を植えつける大きな役割を果たし、結果的に国策である隔離政策を支える一端を担ってしまったということ。この問題の解決をここまで長引かせた責任ある当事者のひとりであったということだった。

追い続ける記者

私は神戸に毎日新聞記者の斎藤貞三郎さん（三七）を訪ねた。この問題のメディア責任を検証する記事を紙面で見つけたからである。

斎藤さんは優しい面差しの、穏やかな語り口の記者だった。支局の近くの喫茶店で、コーヒーをお代わりしながらその思いを語ってくれた。斎藤さんがそのとき繰り返し口にしたのは、「記者として知らなかったことの罪」である。

「三十七年間も生きてきて、こんな人たちがいるということを知らなかった。その償いとして、しっかりこの問題を取材したい」

斎藤さんは「らい予防法」廃止の前年、平成七年から精力的にこの問題を追いつづけてきた。ちょうど私が恵楓園を初めて訪ねた頃だ。

支局を訪ねたとき、斎藤さんはハンセン病患者の子供が小学校への入学を拒否された事実をもとに製作された映画「厚い壁」の上映会を告知する記事を書いていた。

「自分の親がちょうど療養所の皆さんと同じくらいの年齢なんですけど、自分の親は子もいて孫もいて幸せなのに、それが許されなかった人たちがいる。今までその存在に気づけなかったことを申しわけなく思います」

斎藤さんは、時間があると妻の陽子さん、三歳の長男林昌《りんしょう》ちゃんを伴って岡山県にある国立のハンセン病療養所、長島愛生園を訪れる。かつて岡山支局に勤務し、以来ずっとこの問題を取材している。長島愛生園にはたくさんの友人がいるのだ。

一家が宿泊するのは、園内にある宿泊所。夕暮れどき、斎藤さんは長男の林昌ちゃんをおんぶして園内を散歩に出た。瀬戸内海に浮かぶ小島、長島につくられた長島愛生園。一九八八（昭和六十三）年に、対岸の虫明と結ぶ橋ができるまでは、隔離の島として、入所者を絶望の淵に落とした。対岸までわずか三十メートル。故郷とつながる世間の暮らしはすぐそこにある。療養所を逃げ出し、泳いで渡ろうとして溺れて死んだ人もいる。

斎藤さんが、園内に今も残るかつて患者を収容した桟橋に私を案内してくれた。愛生園では、船で患者を収容していたのだ。海を渡り桟橋に近づくと、コンクリートの塀や鉄の扉が立ち現れ、患者たちを震え上がらせた。家族に見送られた者は、ここが家族との別離の場となった。

夕暮れどき。対岸に街の灯りがぽつぽつともり始めていた。

「手が届くところに普通の暮らしがあるというのに、帰れないというのはどんな気持ちだったかと思いますね」

斎藤さんは林昌ちゃんをおぶったまま、街の灯りを見やり、林昌ちゃんに声をかけた。

「林昌、これからどこに行くの」

「宇佐美じいちゃん、キムじいちゃん……」

「そうだな。みんな待っててくれるもんな。宇佐美じいちゃんとことキムじいちゃんとこに行こうな。お菓子買って待っててくれるってさ」

父親の背中で、幼い息子はにっこり微笑んだ。

夜。斎藤さんと陽子さん、林昌ちゃんは、親しい入所者のもとを訪ねた。療養所の部屋に酒や料理が並べられ、賑やかな宴が始まった。

斎藤さんが陽子さんと結婚したのは、三十代半ばを超えた頃だった。結婚は考えていたものの、仕事も忙しく、ずるずると先延ばしにしていた斎藤さんの背中を押したのは、親しい入所者だった。

「君は贅沢だ。自分たちは子供を産もうとしても産めなかったのに、迷うなんて自分たちから見たら贅沢に見える」

この一言で、斎藤さんは結婚を決意する。愛生園で結婚の報告会をしたときは、たくさんの入所者が祝いに集まってくれた。長男の林昌ちゃんが生まれてからは、その成長を見せに愛生園に通い続けている。入所者のひとりが林昌ちゃんに竹とんぼを手渡した。

「おじいちゃんのこと、よく覚えておけよ」

一同から笑いが起こった。
「人権問題を書けとは会社は言わないですよね。それを書くのは個々の記者の仕事。それぞれの記者が持っているべきテーマだと思います」
会社という枠を超え、ひとりのジャーナリストとして斎藤さんは自分自身の道を歩んでいる。

判決も指摘したメディアの責任

私が恵楓園を初めて訪れたのは一九九五年、「らい予防法」廃止のちょうど一年前だ。間もなく予防法が廃止されるらしいという社会的な動きを受けて取材を始めたのだった。当時ラジオの番組をつくっていた私は、入所者のインタビュー番組を毎週放送したことは前にも述べた。同じ頃、地元紙もハンセン病問題の連載を始め、他局もこの問題を追ったテレビドキュメンタリーを放送した。熊本では、「らい予防法」廃止に向け、各社揃い踏みでキャンペーンを張る形になっていく。

翌年「らい予防法」廃止、翌々年「ハンセン病違憲国家賠償訴訟」提訴、さらに翌々二〇〇〇年に原告全面勝訴の判決、そして国はこれまでのハンセン病問題の責任の全容を解明しようと検証会議を設置した。

その判決は、医学的な見地などから、遅くとも一九六〇（昭和三十五）年以降は隔離の必要はなかったと明言している。しかし、ちょうどこの年、全国紙に「野放しのらい患者」との見出しの新聞報道（一九六〇年一月十一日、読売新聞朝刊）があり、判決はこの記事を引用し、メディアの責任も指摘した。

この記事は、多摩全生園の女性入所者が園外で殺害された事件を報じたものだ。有名無実化した強制隔離政策を問題視している。それにしても「野放し」とはまるで野犬並みの扱いである。殺された女性は「感染の危険の大きい重症患者」だとし、入所者の二〇パーセントは「感染危険の患者」だと断じて、入所者を「危険な存在」と書いている。判決は「これを読んだ多くの者が抱いたであろう誤解・偏見を考えると、その影響は計り知れない」と厳しく指摘した。

ハンセン病問題に関して、一体、過去どんな報道がなされてきたのだろうか。

東京都東村山市にある多摩全生園を訪ねた。園内の一角に、入所者自らが運営している図書館があった。訪れると、入所者の山下道輔さんがさまざまな資料を見せてくれた。

問題の記事が報道された同じ年、別の全国紙の記事に「明るく暮らすライ患者」という見出しの記事があった。この頃は、入所者の堕胎が頻繁に行われていた時代だ。この時代に「明るく暮らす」とは！　この報道には入所者のことは全く理解されていない。

山下さんが昭和初期の新聞も見せてくれた。赤茶色に焼けた昭和六年の新聞は、ハンセン病を「天刑病」「業病」と表現している。天刑病、業病とは、祖先の悪行が子孫にふりかかったとの迷信に基づくもので、永い間、ハンセン病患者を差別する言葉として使われてきた。メディアは、ハンセン病は怖い病気であるという、大きな誤解・偏見を一般社会に与える役割を演じてきたのである。

現代の感覚で当時を単純に推し測ることはできない。しかし、現在のメディアはこうした報道の歴史を踏まえて、今、ハンセン病問題を論じているのだろうか。こうした事実を知るにつけ、「国、国会は猛省せよ」「世論が勝った」との報道がなんとも虚しく聞こえてくるのである。

メディアの中の反省

長州次郎さんも、恵楓園の自治会の幹部として、「らい予防法」の改正を求め、運動をしてきたひとりである。昭和二十八年の「らい予防法」改正運動の頃から、昭和三十年代、四十年代と、他の役員とともに熊本県内の放送局や新聞社を陳情にまわった。そこで言われた言葉が今でも忘れられないという。

「どうしてあなた方は、私たちのところに陳情に来るのですか」

マスコミとは、弱者を助けてくれる存在ではないのか。じゃあ、他に誰に助けを求めればいいというのか。長州さんは悔しくて夜も眠れなかった。

ちょうどその頃、昭和二十八年に熊本市でハンセン病の患者を親に持つ子供たちが小学校への入学を拒否されるという事件が起こった。当時、ハンセン病患者を親に持つ子供たちは龍田寮という施設で共同生活を送っていた。龍田寮に暮らす新入学児童四人が、熊本市の黒髪小学校に入学することになったが、黒髪小のＰＴＡから入学を拒否されたのだ。ランドセルを背に入学式にやってきた子供たちに対し、反対派の親たちは子供たちが校内に入るのを阻止した。

その現場を取材した元熊本日日新聞社の本田健さん（八二）は、入学を阻止する親たちの様子に、何もそこまでしなくてもと心を痛めた。しかし、その想いが紙面に反映されることはなかった。

社説は「龍田寮の児童が黒髪小に通えば、新たな差別を受ける。全面的に一般児童との共学には賛成できない」と書いている。

「どこかに黒髪小学校という一部の地域の問題だという気持ちがあった。記者自身にも、怖いな、できれば近づきたくないな、そんな気持ちがあったんじゃないですかね」と本田さんは言う。

恵楓園の入所者の機関誌「菊池野」に、この事件を詠んだ短歌が掲載されている。

非ライ児童といふ用語用ひるジャーナリストよ吾らを新しく卑しむ言葉（内海俊夫）

かくまでにいとはるる子等の入学をいかにせむ限りなくかなし（畑野むめ）

しかし、入所者のこんな想いは、外に向かって届くことはなかった。

「マスコミは横並びで〝騒いだ〟だけだ」と断じた河岸渉さんの言葉を思い出す。

「らい予防法が廃止されるまで、恵楓園に通ってきている記者はひとりもいなかった。もし、ひとりでも、自分たちに関心を持ってくれる記者がいればどんなに心強かったことか。」

しかし、河岸さんはこうも付け加えた。

「マスコミを別にあてにはしていなかったから、何もしてくれなくても、そんなもんだとがっかりもしなかった」

メディアとして、新聞の後発であるテレビ。テレビは、「らい予防法」の廃止以前、この問題について深く報道した実績がほとんどない。地方の民放の草創期をよく知る人が、こう語ってくれた。

「テレビは当時、新聞の後追いで、新聞をもとに取材するネタを決めていたような状態だった。だから、新聞に出ないニュースはなかったニュースになってしまう。電波独自の批判精神が育たなければならないのに育たなかった。ハンセン病問題に関しても、蓄積がないから、ハンセン病報道が空白ということすら気づかないまま、推移してきた」

昭和五十年代に入ると、この問題に関する報道はほとんど姿を消してしまう。空白の時代に入ったのだ。この問題に誰も目を向けなかったこの時期、真正面からこの問題に向き合っていた記者もいた。朝日新聞記者の三宅一志さん(五九)だ。三宅さんは高松支局時代、管内にある大島青松園を取材し百二十五回の連載記事を書いている。

当時ハンセン病について調べていた三宅さんは、その全てが管理する側からのものばかりで、入所者の視座に立ったものが全くないことに驚く。ならば自分で書こうと療養所に通うことを決心する。しかし、連載が始まると入所者自身からの抗議が殺到する。「うちの孫娘の縁談が壊れたらどうしてくれる」「支局の前で首を吊ってやる」。連載をやめろとナイフを突きつけられたこともあった。

「当時はそれほど、ハンセン病に対する差別が厳しかったと言うことです」

三宅さんは、ハンセン病問題の歴史、療養所の現在、被害の実態などを書き綴り、当時すでに「隔離政策に賠償をすべきだ」とまで言い切っている。

その三宅さんは最近の報道についてこう語る。

「らい予防法廃止、提訴と、社会的な動きや判断がまずあって、それを追う形で取材したのではないか。本来ならば、そんな問題はまずはメディアが掘り起こして報道すべきものではないのか」と。

私が取材を始めた頃、最初に読んだのが、三宅さんの連載をまとめた『差別者のボクに捧げる！』（晩聲社）という本だった。差別の根本は、自らを含む、ひとりひとりの内にあるのだと教えるこの本は、その後私がこの問題に関わる中でさまざまなことを考える上でのベースになった。

「空白を埋める」作業

「らい予防法」廃止後も真剣にこの問題に取り組むジャーナリストもいる。元朝日新聞記者の藤田真一さん（七七）には、現役の記者時代に入所者から丹念に話を聞いて取材をしなかったとの悔いが今も残っている。

「当時は、園長のところに行って、ちょこっと話をきいてそれを簡単に記事にまとめる、ということをしていたわけです。隔離されているわけだから入所者に簡単にインタビューなどできなかった。もちろん、どうしてもやりたいということであれば、手段はあるのだけれど、当時、ハンセン病問題はそういう対象ではなかったんです」

藤田さんは、退職してから、精力的にこの問題に取り組んだ。元患者夫婦にインタビューし、この問題に関する国や社会の過ちを本にまとめあげた。インタビューで藤田さんは、この問題でマスコミはその不作為を謝罪すべきだと語った。

地元の熊本日日新聞は、「らい予防法」廃止の前年から、ずっとこの問題を追いつづけている。そのウェブページを見ると、この問題の記事が膨大に蓄積されていることが一目でわかる。

熊本日日新聞の本田清悟さんは、「らい予防法」廃止前から、ずっと第一線で取材を続けている記者だ。本田さんの一言が忘れられない。

「世の中がいろいろ動いて、本当に忙しいですよね。でも、この問題をずっと忘れないこと。これが一番大事だと思ってるんです」

ハンセン病問題は、「今」を伝えることももちろん大切だが、これからは後世に伝えるという、大きな使命も帯びてきていると感じている。これらの蓄積は、後世の大きな財産となることだろう。恵楓園を抱える地元紙の責任を見事に果たしていると私は思う。

永い間、空白だったハンセン病報道は、今、それを埋める作業が続いている。

宿泊拒否事件が露わにした潜在する差別

二〇〇三（平成十五）年十一月十九日、熊本の黒川温泉で、恵楓園の入所者の宿泊をホテルが拒否したと、各紙が一斉に大きく伝え、一挙に社会問題化した。マイクの放列を前に、そのホテル名を公表する潮谷義子熊本県知事の表情はとても厳しい。

事件のあらましはこうだ。熊本県が主催するハンセン病元患者の「里帰り事業」で、恵楓園の入所者が阿蘇郡南小国町のホテルから宿泊を拒否された。熊本県の説得にもホテルは翻意しなかったため、熊本県知事がホテル名を公表し、社会問題化したのである。

さらに事後のホテルの対応が一貫性を欠いたために入所者は園を訪れたホテル側の謝罪を拒否、恵楓園には入所者を誹謗・中傷する電話や手紙が殺到し、入所者たちは二重に深く傷つくことになったのである。

知事は「考えられない事態」とホテルを非難し、メディアもまたその談話を大きく報ずることで、ホテルを断罪していた。当然のことだろう。宿泊を拒否するなんて許されることではないのだから。もし自分が拒否されたならとても耐えられない。

しかし、私は新聞を手に困惑していた。たまらなく居心地の悪さを感じていた。が、それは恵楓園の入所者を差別するなんて何てホテルなんだ、という正義感によるものとは少なからず違う居心地の悪さだった。私は自分自身に困惑していたのである
随分以前から気づいていた、自分の中にある、ある種のあいまいさ。これまで正面から見つめることを避けてきたあいまいさを、この記事によって改めて自らに突きつけられたと感じていたのだ。その曖昧さとは、実は自分の中にある差別意識のことである。

紙面には「怒りの声次々に」「恥ずべき不正義」「県の努力を踏みにじった」――と関係者の談話が見出しとなって躍っている。どうして、自分はこの記事をすんなりと受け入れられないのか。ホテル名を公表した知事に対し、素晴らしい英断だと大きく肯くことができないのか。

しかし、私にはホテルを責められない。責める資格などない、とささやく声がある。

記事から浮かび上がって来るのは、善対悪の二分法。中間は許されていない。さあお前はどっ

ちなんだ、と聞かれても、私は答えられない。

事件後、このホテルが加盟する黒川温泉の旅館組合にも、ホテルを非難する声、ホテルを擁護する声が相半ばし百件ほど寄せられた。事件が明るみに出て一週間ほど経った頃、黒川温泉の旅館の経営者のひとりが、私にぽつりとこぼした。

「本当に、ものが言えなかったですよ。怖くて怖くて。うっかり口を滑らせたら、どこからどうたたかれるかわからないし。もう何も言うまいと心に決めていました」

私の自宅の近所に住む女性は、立ち話でこう打ち明けた。

「私ね、夫に言ったんです。もし私が経営者なら、拒否するのはいけないことだし、最後は受け入れると思うけれど、でも少し考えるかもしれないって。そしたらね、夫がいきなり怒ったんです。お前みたいな人間がいるから世の中変わらないんだって。私、それ以来誰ともこの問題について話してません。そして、私だけがこんな考えでいるのだろう、自分は何て駄目な人間なんだろうとずっと自分を責めていたんです。でも、いつも心の中にひっかかっていたんです。初めて話しました」

彼女は涙ぐんでいた。自分がホテル経営者だったら……。確かに今回のホテルの対応は、再三の説得にも応じず、あくまで熊本県に責任を転嫁するなど、首を傾げる部分が多すぎた。

このホテルとの比較は適当ではないかもしれないが、でもどうだろう。この女性のようにわずかでも心の中に自分の曖昧さを感じ、悩む人は多いのではないだろうか。そんな人たちは、彼女が言うように「駄目な人間」なのだろうか。

そうではないと私は思う。全ては自分自身の胸のうちを正直にのぞくことからしか始まらないと思うから。自分の心を覗いてみて、それから考えればよい。

殺到した誹謗・中傷

この事件は熊本県のホテル名の公表から始まった。当初、ホテルを経営する本社の方針で宿泊を受け入れないとかたくなな態度だった総支配人は、翌日、恵楓園を訪れ、一転謝罪し、全ては自分の一存でやったことと申し開きをした。前言との大きな食い違いに、入所者自治会は猛反発、謝罪の受け入れを拒んだ。恵楓園のホールで入所者たちと支配人が対峙した。

頭を下げる総支配人。声高に抗議する入所者。話していることが前日とは違うと指摘しても、総支配人は多くを語ろうとしなかった。謝罪になっていないことは明らかだったが、「謝罪を拒んだ」という事実がひとり歩きを始め、思わぬ事態を招くことになる。

入所者が抗議している映像が各局のニュースで流された結果、恵楓園の入所者自治会の電話は鳴りっぱなしとなる。その内容は、ほとんどが謝罪を拒否する入所者を非難するものだった。翌日、今度は新聞がその経緯を伝えた。「怒りあらわ」「頭下げて済む話か」「総支配人に怒声」。自治会には、電話だけでなく、たくさんの葉書や封書が送りつけられた。ほぼ半数が入所者たちを激励するもの。そして他の半数は、入所者たちを誹謗、中傷するものだった。

私の手元に、「黒川温泉差別文書綴り」という冊子がある。自治会に郵送された、三百通にも及ぶ入所者を誹謗・中傷する手紙、葉書をまとめたものだ。主な内容はこういったものだ。

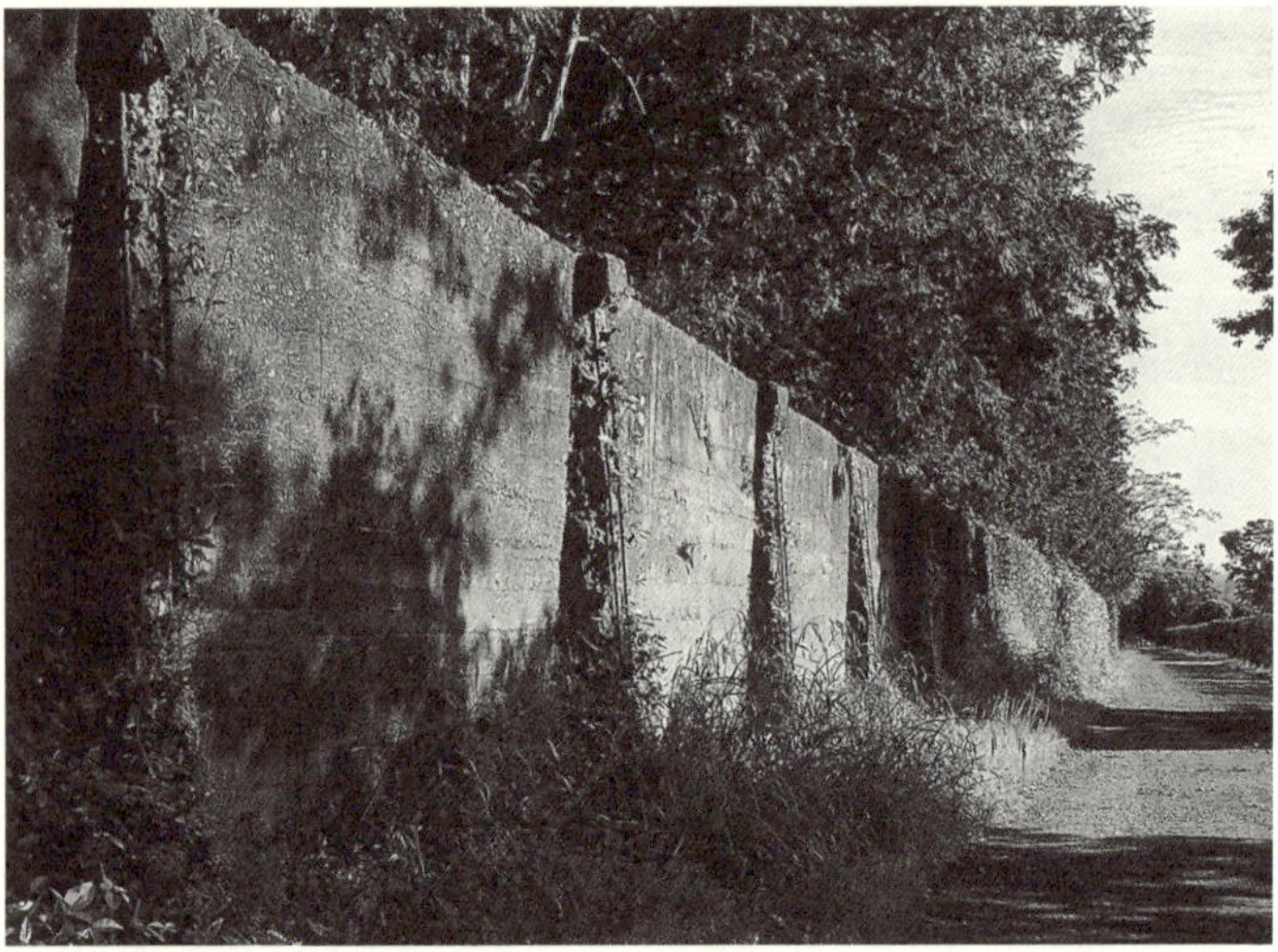

厚くて長い壁（上）は壊され、生垣に変わった（下）が……

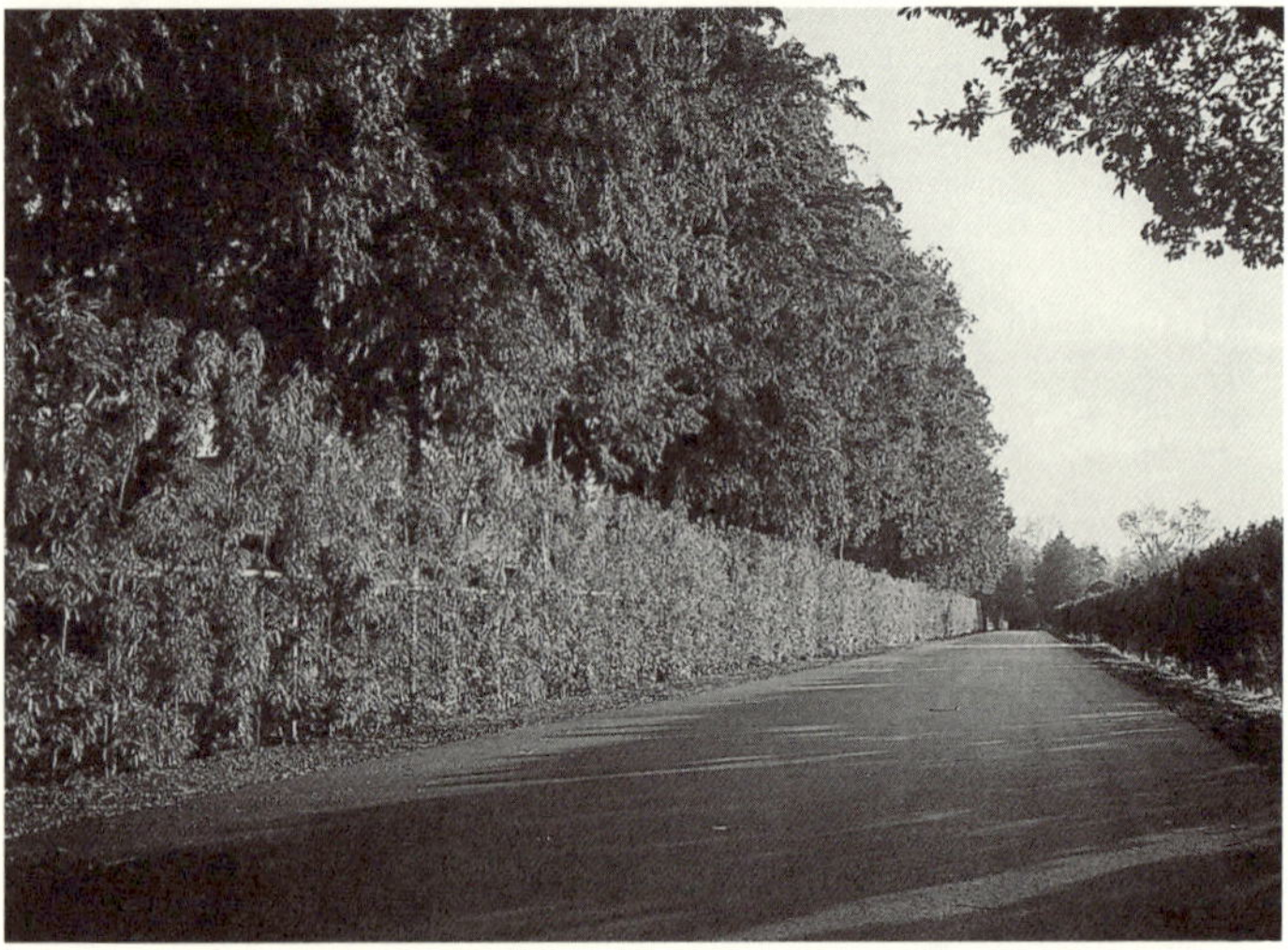

「暴力団と同じ」

「税金泥棒」

「裁判でたくさんお金をもらって羨ましい。自分たちは温泉にも行けない」

「どうして働かないのか」

「隔離政策がなくなったのだから、園から出て行け」

「身内はどうしてあなたたちをほっとくのか」

「公営の宿泊施設で、公務員やその家族と一緒に風呂に入れ」

こうして、むきだしになった差別感情と偏見が入所者たちを深く傷つけた。

集団で抗議する入所者は暴力団と同じだから、差出人の自分も名前を伏せざるを得ない、と入所者を「暴力団員」扱いする手紙も複数あった。それらはいずれも例外なく匿名であった。

こうした手紙が束になると、一通一通の意図を超えて、それこそ大きな暴力となる。

最近は富める者と貧する者との格差が進んでいるという。そんな社会的な背景を感じさせる中傷も少なからずあった。衣食住を保障された療養所の暮らしを羨む声もあった。しかし、そういった見方は、入所者の「今」の一面だけしか見えていないのだ。それなら自分の人生と、入所者たちの人生が入れ替わってもいいと思う人が果たしているだろうか。

差出人「一労働者」と書かれた手紙があった。入所者が働いていないことを非難する内容の手紙は多い。確かに平均年齢七十七歳の今、就業している人はいない。しかし、若い頃は彼らの大半が「患者作業」をしてきた。誰だって隔離されずに働きたかったはずだ。手紙を受け取る側ではなく、壁の外にいたかったはずである。

　国家賠償請求訴訟の判決で、裁判長は、入所者らが受けてきた被害を「人生被害」と表現した。入所者たちのように、子供を殺され、孤独なまま老境を迎えることを誰が望んでいるだろうか。

　入所者の家族に対する非難も多かった。私自身、これまで恵楓園でたくさんの話を聞くなかで、正直、家族はもっと身内である入所者に優しくしてもいいのではないかと感じることもしばしばだった。しかし、所詮、私は第三者。入所者家族の苦悩を頭で理解できても身体感覚でわかることはないだろう。

　家族とのつながりの途絶えた入所者の話を聞いていたときのことだ。私がうっかり「冷たいものですね」と口を滑らせてしまったことがある。その人は私の目を見据えてこう言った。

「あなただって、もし身内にハンセン病の元患者がいたら、こんな取材はなかなかできないと思いますよ。他人だから、いろいろ聞いたり自分の思ったことを言えるのだと思いますよ」

　そうかもしれない。私は深く得心したものだ。私は差別を受けている当事者ではない。この人が言ったように、もし自分の身内に元患者がいたら、内面で激しい葛藤が起っただろうことは容易に想像できる。聖書にも記述のあるハンセン病は、永い間人びとから嫌われ、差別を受けてきた病気だ。元患者を身内にもつ家族の苦しさは、当事者でないと本当のところはわからないだろう。今回の宿泊拒否事件のように、今もってハンセン病への差別が厳しいなかにあっては声をあげることは難しいに違いない。

　しかし、老境の入所者たちと接していて、人びとが今最も望んでいることは、やはり、故郷の肉親との縁を取り戻すことだ。できるならその願いをかなえてほしいと思う。

「公営の施設で役人と一緒に風呂に入れ」というものもあった。

役人や県知事の人権意識がまっとうであることを証明するために、入所者と一緒に入浴して見せろというのである。

ところが、沖縄の女子大生が、元患者の女性宅を訪れて一緒に入浴し、ホテルに抗議したとの記事を見て驚いた。

二〇〇三年十二月六日付けの地元紙によると、この女子大生らは、ハンセン病の元女性患者宅を訪れ、代表者がホテルへの抗議文を読み上げた後、一緒に入浴したとある。入浴後、元患者の女性は「この喜びを自分の仲間たちに少しでも分けてあげたい。本当に生きていてよかった」と涙をぬぐっていたそうだ。学生たちと女性が風呂場で笑っている写真も添えられている。きっと女子大生はむにやまれぬ思いから、立ち上がったのだろう。元患者の女性が嬉しかったのも事実だろうと思う。

しかし、私は正直、この記事にも違和感を感じた。正義感の強い女子大生と、それによって救われた元患者、という構図。「入浴してやった」「入浴してもらった」という関係は、どう見ても、両者が対等な関係にあるとは思えないのである。

一緒に入浴したくらいで「生きていてよかった」と思うだろうか。ハンセン病の元患者を取り巻く状況が未だ厳しいのは事実だし、女性がこう語ったのも事実だろう。しかし、このようなことが広く報道されることで、元患者の立場をそれ以外の人たちより、一段低いところに存在するように印象づけてしまう怖れはないだろうか。元患者が「踏絵」になっているように感じるのは、私だけだろうか。

若さゆえの強い正義感が為さしめた行動であるならば、それを受け止めたうえで、深く吟味する懐の深さ、冷静さが大人には求められている。

暗闇からの石つぶて

社会復帰した中修一さんが言っていた。自分たちは差別になれている、傷つくことをうまくかわす術も知っている、と。

しかし、今回、社会から送りつけられた膨大な数の電話や手紙は、社会の変化を受けて前向きに生きようとしていた老いた人びとを再び奈落の底へ突き落とした。誰が送ったかもわからない匿名の暴言の数々に、暗闇から石つぶてが飛んできたと表現した人もいた。これほど貶められ、抑えつけられる苦しみがどれほどのものか、私には想像もつかない。

熊本県にも、今回の取り組みを評価するメールや過去の無策を難じるメールなどが多数寄せられ、県は今後一層、この問題の啓発に努めることとなった。ホテルは、社長が全国の療養所を謝罪にまわったりしたものの、結局、黒川温泉から撤退し、敷地は更地となった。

結局、最も傷ついたのは、ホテルでも熊本県でもなく、入所者たちだったのだ。

「らい予防法」廃止以降の一連の国の施策もあって、これまで社会の片隅に閉じ込められひっそりと生きてきた人たちは、七十歳にしてやっと「人間回復」できたのである。残された時間はそう多くはないだろう。これからの残りの人生をどうやって過ごして自分の生を納得させて終わらせるか、かれらは模索を始めたように私にはみえた。その矢先に起こったのが宿泊拒否事件である。入所者は未だ自分たちが厳しい差別という現実の中に生きているという現実を突き付けられたのである。

この問題について、私には自分で答を見つけ出せないひとつの問いがあった。最初に熊本県がホテルを予約する際、宿泊客が恵楓園の入所者であるということをホテル側に伝えなかった点の是非である。ホテル側は、予約の段階でその旨を熊本県が伝えていれば、このような混乱は起きなかったと述べていた。これに対し、熊本県は特別にそんなことを言うこと自体差別であるとの認識を示した。

私は県がきちんとハンセン病の療養所の入所者である旨を伝えた方がよかったのではないかと感じていた。そこでもしホテルが断ったら別のホテルを予約するなど、結果的に入所者を傷つけない方法を取った方がよかったのではないかと思ったのだ。

熊本県は啓発活動を精力的に行ってきたとは言ってはいるが、それも、「らい予防法」がなくなってからのたかだか十年。聖書にも記述のあるような永い永い歴史の中で、人々に忌み嫌われ差別されてきた病気への偏見がその程度の啓発で簡単に消え去るとは到底思えなかったからである。平均年齢七十七歳の彼らが生きてこの世に在る間にそういった偏見が消え去る可能性は低いのだから。

私は、思いきって入所者のひとりに尋ねてみた。

「県は、予約の際、きちんと恵楓園の方々だということを伝えた方が良かったんじゃないかと思うんですけど……」

その人は首を大きく横に振った。

「そうは思わない。そんなことを言って欲しくはなかった」

すっきりとした笑顔だった。そうだ、人である以上、誰だって踏み台に立たせてもらって他の人たちと同じ目の高さになってもちっとも嬉しくはないだろう。私がその立場でもきっと同じことを考える。傷つけないよう事実を伏せるとか、お年寄りだから傷つけない方がいい、などという考え方自体、高いところから人を見下ろしている卑しい考え方だ。

たとえどんな向かい風でも、他の人間と対等な立場で真正面から向き合うこと、それが人として生きる、ということなのだろう。私は胸が熱くなった。

自分の中の差別意識

この十年、私がずっと自らの中に感じつづけてきたこと。それは自分自身の中にある差別意識である。初めて恵楓園を訪れたとき、出されたコーヒーに手を伸ばすことができなかった自分、恵楓園に通い始めた頃、手を念入りに洗ってから子供を抱き上げた自分は確かに存在したのだ。

二〇〇〇（平成十二）年、私はハンセン病問題のメディアの責任を取材して、番組を制作した。そのときこの問題に関わったたくさんのジャーナリストの話をきいたが、朝日新聞記者、三宅一志さんの話は忘れられない。

三宅さんは、メディアが全くこの問題に目を向けなかった一九七七（昭和五十二）年、百二十五回にわたって、地方版に入所者の側から記事を書いた記者である。三宅さんにインタビューしたとき、三宅さんはこんなエピソードを語ってくれた

三宅さんがまだ二十代で、岡山県の長島愛生園で精力的に取材をしている頃、ひとりの入所者の男性が三宅さんに詰め寄った

「記者さん、懸命に取材してくれて、私たちはとても嬉しいけど、ひとつ聞きたいことがある。もし私に妹がいると仮定してあんたに結婚してくれと頼んだら、あんたは考えてくれますか

ハンセン病問題をどう見ていますかとか、隔離政策をどう思いますかとか、そんな大枠の話ではないのだ、あなた自身はどうですかという、三宅さん自身に向けられた鋭い問いだった。

三宅さんは咄嗟に、「できますとも」と言葉を返した。しかし、その瞬間にも、三宅さんにはそんなことはできないとわかっていたのである。結婚は当人だけの問題ではない。家族、親戚、たくさんの人たちが背後から関わってくる。結婚という一大事にハンセン病の患者を兄に持つ人と結婚なんてできるはずがない。三宅さんはそんな自分の気持ちに気づいていた。

三宅さんへのインタビューは、東広島市のマンションの屋上で行った。晴れた日で、三宅さんはときおり遠くの街並みに目をやりながら語った。

誰でも、高いところから、遠くからは、偉そうなことを言える。でも、問題が自分自身に振りかかってきたとき、自分だけは嫌だ、避けたい、と思ってしまう気持ち、これが自分の中に在る差別意識ではないのか。

この十年同じ問題を見つめてきた私にも三宅さんが言わんとすることはよくわかる。コーヒーを飲みたくないと思ってしまう自分。洗う必要のない手を洗う自分。そして、即座に結婚なんてできないと思ってしまう気持ち。それが、それぞれの中にある差別である。差別がいけないことは誰でも知っている。しかし、人間の長い歴史の中で、差別は容易にはなくならない。だったら、そんな自分を引き受けるしかない、と私は考えるようになった。開き直りである。そんな気持ちと闘えばいいではないか。克服すればいいではないか。

完全に克服できるか、と問われれば、私も自信はない。だったら、見つめつづければいい。自分の弱い部分を見るのは嫌なものだし、何より疲れる。しかし、そうするしか、先に進む手だてはない。

自分の視点を少し低くすることで、見えてくる世界がより具体的に、大きく広がるのではないかと今の私は考えている。

第六章　壁を越えて絵が伝えるもの

今から三年前、熊本市現代美術館のこけら落としに、遠藤邦江さんと暮らしている人形の〝太郎〟が招待された縁で、恵楓園の絵画クラブ「金陽会」の絵画展「光の絵画」が開催された。強制隔離という過酷な人生を生きてきた人たちのあふれる思いのこもった作品の数々に、訪れた人たちは食い入るように見入り、その絵画表現の高さと、同時に長くて過酷な隔離生活に思いを馳せた。

私もじっくりと拝見して、改めてその思いの深さを知らされ、作者たちに会ってその思いの一端でも知りたいと思うようになった。

これまで、恵楓園の空家にひっそりと保管されていた数々の絵は、今、壁を越えてその思いを多くの人たちに伝えようとしている。

むせ返る命の匂い
木下今朝義さん――「遠足」

木下今朝義さんの油絵、「遠足」を初めて見たときの衝撃は、今でも忘れられない。絵がまぶたの裏に張りついて、目を閉じてもその残像が長い間、明るい光を放っている。一面の菜の花畑。畑の中に一本の満開の桜。空は快晴。空の青を半分透かした綿雲がいくつも浮かんでいる。菜の花畑のあぜ道を、子供たちが一列になって歩いている。赤い制服に赤い帽子。一番後ろで女の先生が笑っている。菜の花畑から立ち上るむせ返るような命の匂い。

これほど大きな衝撃を受けたということは、私の中にたぶん、かつてハンセン病を病んだ人たちがこんなに明るく、子供のように感性豊かな絵を描くはずがない、という思い込みがあったのだろう。どちらかというと永遠に終らない過酷な日々を恨み、暗く、重いトーンが全体を覆っているのではないかという先入観が、無意識のうちにあったはずだ。

私はテレビのドキュメンタリーの取材で、菊池恵楓園の絵画クラブ「金陽会」をしばしば訪れていた。金陽会は、絵の好きな仲間が集まって戦後間もなく発足した。当初、毎週金曜日に活動していたので「金曜会」という名称をつけたが、のちに「金陽会」と変えた。特別な指導者もいないなか、それぞれが自分の画風を模索し、自らの絵を創りあげていった。多いときで三十人ほどが活動していたが、高齢化とともに次第に減り、今、絵を描いているのはわずかに五人。木下さんはこのクラブの最高齢の九十一歳。「遠足」は、木下さんが今から十年前、八十一歳のときに描いた作品だ。

「金陽会」は、園の中の文化会館の一室を会員共同のアトリエにしている。三十畳ほどの部屋の壁に沿って幾枚かのキャンバスが立てかけてある。以前はたくさんのキャンバスが並んでいたが、会員が減るにつれ、ひとりあたりのスペースが広くなった。アトリエは、絵の具やテレピン油の匂いが満ちていて園内でも異質の空気が流れている。

木下さんは入口に一番近いところにキャンバスを据えていた。その手前にもう随分とすすけてしまった愛用の金色の座布団、その右横にたくさんの絵の具、絵筆が置いてある。それらの上に年季の入った前掛けがたたんで置いてある。

木下さんは宮崎の都井岬の近くの小さな村で生まれた。七歳で発病したからたった一年しか学校に通っていない。はるか昔の、幼い頃の記憶を尋ねると、それまで明るかった表情が急に曇った。

「いい想い出はないなあ」

しばらく学校に通っていたものの、ハンセン病の症状が強く出てきた木下さんは、友人からも先生からも疎まれた。そして一年足らずで学校をやめてしまう。

「先生までも憎かったなあ」

「先生が、ですか」

「いじめられたクチだもん」

どんなことがあったんですか、と問うた私にかぶりを振って木下さんは何も語らなかった。

「もう思い出したくない」

木下さんは、太い指で顔をこすり涙を拭った。

学校をやめ、木下さんはずっとひとりで家にいた。しかし、まだ七歳の子供である。外に出たくて仕方がない。夕方薄暗くなってからひとり家を出て、近くの山や浜に遊びにでかけた。出かけるときは、人目につかないよう町を通るのを避け、獣道を通った。そして、どんぐりを拾ったり、虫を捕ったり、浜では貝殻を拾ったりして毎日長い時間をたったひとりで過ごした。そんなとき、たまに同級生たちが遊んでいるのを見かけることもあった。

「みんなが遊びよるよな。でも、中には入れんでしょ。離れて見よった。隠れて見よった」

木下さんは、皆から気づかれないよう、離れて、遠くから同級生たちを見つめた。

そんな木下さんに、たったひとつだけ大切な想い出がある。それは、一年生のときに皆ででかけた遠足。春。菜の花畑を通って桜を見に出かけたのだ。いつも隠れて友達を眺めるばかりだった木下さん、このときだけは友達の中にいた。その想い出が、作品「遠足」に結実した。揃いの赤い服を着て、一列に並んで歩く子供たち。数えて見ると全部で三十一人。木下さんはどの子なのだろう。友達にいじめられ、先生からも冷たくされ、学校に来なくていいと言われた幼い日々。そんな体験をした人がどうしてこんな、明るく突きぬけた絵を描くことができるのだろう。疎まれ嫌われた故郷は、木下さんの心の中ではこんなにも美しい。

「遍路になって家を出たかった」

幼い木下さんはひとりで泣いてばかりいた。ずっと家にいた木下さんだが、成長するにつれ、いつまでも自分が家にいたら家族に迷惑をかけると、家を出ることを考えるようになる。そんなとき、ひとりの女性が、荒れたまま放置されていた藁小屋で暮らし始めた。余所から入ってきたその女性は、木下さんと同じハンセン病だった。お遍路さんのなりをして、いつも大きな頭巾をすっぽりと被っていた。年号が大正から昭和に変わる頃。当時、遍路として各地を放浪していたハンセン病の患者は多い。

十五歳の木下さんは、ある日その女性を訪ね、自分も一緒に村を出たいと申し出る。

「とにかく、家を出たいという気持ちでいっぱいじゃったな。迷惑かけるだけだしね。学校にもいかんでぶらぶらしとるわけだから」

今すぐ連れて行ってくださいと、少年の木下さんは懇願する。その小屋で初めてその女性の素顔を見ると、母親と同じくらいの年代の人だと思っていたその人は、まだ二十代前半の若い女性だった。

「髪がこう短くてな、きれいな人じゃったよ。この人と一緒にまわりたいと思ったなあ。一緒に連れて行ってもらって、いろんなところを見てみたいと思った。だって、一度も村を出たことなかったんだもの」

村では、木下さんが遍路になると評判になった。結局、母親が反対して木下さんは村を出ることはなかった。その女性も、間もなく村から姿を消した。

「一緒にね、いろんなとこまわってね、いろんなものを見たかった。この人と一緒に行けたらいいなあと思ってね」

木下さんは、遥か遠い昔に思いを馳せていた。年齢を重ねて幾重にも重なったまぶたの奥のその瞳は、今、ふるさとのどんな景色を思い起こしているのだろう。木下さんは、遠い日の大切な想い出の箱を、本当に久しぶりにあけたようだった。

母親に守られてずっと家で過ごした木下さんだったが、近所の人が保健所に通報したことで、昭和六年、十七歳のとき、恵楓園に収容されることになる。昭和六年と言えば、ちょうど、「らい予防法」(旧法)のできた年。強制隔離を、それまでの放浪患者から在宅患者まで広げた頃だ。まだ若かった入所者の中には、できたばかりの壁を越え、何とか家に逃げ帰ろうとした人も多い。「集団脱走」「収容所時代」などの作品には、当時を思い出して描かれたものもある。今となっては木下さんでなければ描けない作品である。

初めて木下さんと逢った日、また来ます、という私に、木下さんは手を合わせた。

「いやいや、先生がきょう来てくれただけで充分です。私の話を聞いてくれただけで嬉しい。絵を描いた甲斐があったというもんです。思いをわかってくれてありがとうございました」

木下さんは繰り返し、繰り返し、礼を述べた。私は先生、と呼ばれて大変戸惑った。

木下さんは、私と話している間、何度も学がなくてと恥じ入った。学校に行ってないから字もよく読めんとです、と漏らした。それが彼の大きな心残りであることが痛いほど伝わってくる。

学校で絵を習ったこともない、そんな木下さんにとって、絵を描くとは一体どんなことなのだろう。

それから十日ばかり経った頃、再び私は木下さんの部屋を訪ねた。部屋の鴨居には、たくさんの作品が掲げられている。療養所の桜、園内のレクリエーションで出かけた桜島、そして、奥さんの肖像画。木下さんは入所して二年後、園内で結婚した。永年連れ添った奥さんは七年前に病気で亡くなった。

「おいくつだったんですか」

「うーん、八十三じゃったかな、四じゃったかな」

木下さんは目をぎゅっとつぶって少し考えて、それから小さくて丸い目をぱちりと開けて答えた。絵に描かれた奥さんは、着物のよく似合う色白な人だ。部屋に飾られた絵に見入っていた私を木下さんが急かした。

「さあさ、そろそろ行こうかな」

木下さんは毎日アトリエに行くのを日課としている。アトリエのある文化会館まで歩いて五分程度。歩きながら、木下さんは自分の膝を右手でたたいた。

「最近はすねぼんさんが痛うてな。でも、若い頃はピッチャーだったんよ」

木下さんは、園内の野球チームで永年ピッチャーをしていた。最近でこそ膝の痛みがあるが、九十歳とはとても思えないくらいしっかりとした足取りだ。

アトリエにつくと、木下さんは自分のキャンバスの前の金色の座布団にあぐらをかいて座った。

そして前掛けをしめる。おなかの前でひもをきゅっと結んで、気合を入れた。

木下さんが絵を描き始めたのは、入所後しばらくしてからのこと。木下さんの部屋の近くに金陽会の人がいて、木下さんはその人が絵を描くさまをよく見に行っていたらしい。そのうち、すすめられるまま、絵筆を握るようになった。

「なんせ我流だから」

木下さんは照れて笑う。

指導する人もいないなか、恵楓園での日常生活やレクリエーションで出かけた風景などを描くようになる。そして、そのうち、懐かしい故郷の風景や遠く離れてしまった母親など、胸のなかの記憶に絵の題材を求めるようになって行く。絵を描くことで、帰れない故郷や逢えない肉親に心を馳せてきた。木下さんにとって絵を描くとは、過酷な人生を生き抜くための唯一の心のよりどころだったのである。


「今なら許さんよ」


結婚して間もなく、妻は妊娠したが子供は堕胎せざるを得なかった。

「五か月じゃったよ、男の子だった」

「ごらんになったんですか」

「うん」

木下さんは堕胎手術を受けた妻に付き添った。

「こうやってね、子宮を突くわけよ」

木下さんはそう言って、持っていた絵筆を上下に振って見せた。細長い管を子宮から入れ、突くことで、子供を死産させたという。

「先には薬が塗ってあったんですか」

「いや、そうじゃないだろう。突くだけで出てくるんじゃろう、死んでな。だから、子供を突き殺すわけじゃな」

木下さんは淡々と話した。

「冷たい真鍮の入れ物に入れられてな、手足を動かしとったよ……。今なら許さんよ。我が子じゃけん。でも、ここではそれが普通なんよ。みんなそうしてきとるけんな。何とも思わんかった」

中絶によって引き出された我が子を目に焼きつけている人は多い。木下さんの場合のように死んで生まれてきた子もいれば生まれた直後に息を止められた子もいる。「悪く思わないでよ」看護師は、そう言いながら真っ赤な顔で泣く赤子の口に濡れた布をあて、息を止めた。

「お子さんはその後どうなったんですか」

「知らん、火葬場に行ったんじゃろうな」

しばらく黙り込んでいた木下さんが再び口を開いた。

「子供がな、ガラスのビンに入っとるとも見たよ」

ホルマリンに漬けられた赤ちゃん。胎児標本である。現在、多摩全生園や星塚敬愛園など、六つの施設に百十五体が残されている。この胎児標本について、二〇〇六年六月、川崎厚生労働大臣は全療協の代表に初めて謝罪し、手厚く供養することを表明した。

「俺もな、悲しくもなんともいないわけよ。自分の子が殺されとるのによ。ああなったら人間、まともじゃないよな」

木下さんは半ば自嘲気味に言った。

「今なら絶対に許さんよ」

木下さんのこの話を聞いたとき、アトリエでは、三人が絵を描いていた。それぞれがしんと木下さんの話に聞き入っていた。誰も、何も言わなかった。

木下さんはパレットに絵の具を落とすことをしない。絵の具のチューブの口に直接筆を持って行き、その筆をキャンバスに運ぶ。

「こんなことをするのはワシだけじゃ」

木下さんは恥ずかしそうに笑う。道具を仕舞うときも、絵筆を洗うことはしない。だから筆はいつも乾いて先が広がっている。細かいことにあまり頓着しないらしい。

木下さんが今描いているのは、山の中の神社。これも自分の脳裏に焼きついた想い出の風景だ。緑濃い山を背に、中央にどっしりと立派な神社が描かれている。拝殿を目指し数十段の石段が続いている。その両脇には灯籠が並ぶ。背後の山には鹿が二匹遊んでいる。

「実物はこれよりちょっと小さいんだけどね」

宮崎の自宅のすぐ裏にあったという神社に、家にひとりでいた幼い木下さんは朝夕足しげく通った。

「子供だから、神さんしか頼るものがないのよ。治してください、治してください、そればっかりだった」

木下さんは描いた神社を見つめて涙ぐんだ。

木下さんはキャンバスに向き直り、真剣な表情で絵筆を動かし始めた。静かなアトリエで聞こえるのは、キャンバスと筆が擦れ合う乾いた音だけ。

かつてハンセン病を病んだ人びとは、故郷を追われ、壁の中で壮絶な生を生きてきた。そして今なお、受難の只中にいる。受難者であるがゆえに、後の世にその存在を伝えるために、天からこんな表現の力を与えられたのではないか。この人たちの絵画を目の当たりにして、私はそんなことまで思ったものだ。

なくならぬ「差別」を描きたかった

中原繁敏さん――「鎖」

中原繁敏さんの作品「鎖」。恵楓園に今も残る監禁室を描いたものだ。

監禁室は、恵楓園の正面玄関から少し入ったところにある。木造の、そこだけ時代から取り残されたような建物だ。

一九一六（大正五）年、国立のハンセン病療養所では、園長に「懲戒検束権」という、入所者を罰する権限が与えられた。恵楓園の監禁室がつくられたのは、その翌年。園から逃走しようとした入所者らを閉じ込め、食事を減らすなどの懲罰を課した。

中原さんの作品では、その監禁室に外からぐるぐる鎖が巻かれている。入所者を閉じ込める監禁室には、絶対に外に出られないよう大きな鍵がかけられていたはずなのに。更に監禁室の背後には、療養所と外の世界を分かつ壁が立ちはだかっている。幾重にも隔てられる人びと。

壁の向こうに広がる空。壁との境の辺りは赤々としてまるで燃えているかのようだ。不気味な夕焼け。手前の草地には一匹の猫。監禁室に入る引き戸は隙間なく閉められ、その間から、赤い血が石段に流れ落ちている。

この作品は、強制隔離を定める「らい予防法」がなくなった後に描かれている。本来なら、身体を縛る鎖が解けた開放感で満たされているはずなのに。

「どんなに法律がなくなっても、差別はなくならん、それを描きたかった」

中原さんは、天草の出身。結婚して子供が生まれた後に発病したから、子を持つ「父親」である。入所者は乳幼児の頃にらい菌に感染し、十年あまりの潜伏期間を経て少年期に発病したケースが多い。入所してから園内で結婚しても、強制的に堕胎や避妊手術を強制されたからほとんどの人が子供を持たない。だから中原さんのような人は極めて稀だ。

中原さんが恵楓園に入った後、小学生の息子は天草から泊りがけでよく恵楓園にやってきたから、中原さんは家族との交流を持ちつづけることができた。息子さんは大工として独立し、結婚して今は大阪で暮らしている。息子さんには孫もいるから中原さんは曾祖父ということになる。

子供の頃から絵が得意だった中原さんが本格的に絵を描き始めたのは療養所に入り、金陽会の存在を知ってからである。

中原さんの作品に、「天草灘に沈む夕日」という油絵がある。一面金色の海。ぽつりぽつりと浮かぶ島影。世界はすっぽり金色の光に覆われている。とても幻想的な光景。でも実は、中原さんにとって、忘れようにも忘れられない光景なのだ。

身体に斑紋が出て町医者にかかったとき、医者は熊本市内にある大学病院に行くよう告げた。中原さんは妻と息子を伴い家を出た。町の港から、当時ポンポン船と呼ばれていた蒸気船に乗って、三角という港町で汽車に乗り換え病院に向かった。そしてそこで、ハンセン病と宣告されたのだ。帰り道、再びポンポン船に乗ったとき海は夕陽に染まっていた。

「船の舳先に乗ってな、海を眺めたたい。本当に夕陽が綺麗だった。でも、波が二重にも三重にも見えた。泣きながらだったから」

親子で乗った船でひとり舳先に立ったのは、涙を隠すためだったのかもしれない。一緒に乗っていた妻と幼い息子はそんな父親をどんなふうに見ていたのだろう。父親のいない明日からの生活に思いをめぐらす余裕はあったのだろうか。妻と子、そして老いた親を残し、ひとり旅立つ父親の悲しみは推し測りようもない。この日は中原さんと家族の運命を変えた日。夕陽で金色に染まる天草灘は忘れようにも忘れられない光景だ。

家で荷物をまとめた中原さんは、翌日また船に乗って、遠い町の、見も知らぬ療養所に向かった。そのときも見送る妻と息子が一緒だった。当時は恵楓園に「収容の門」と呼ばれる門があって門番が立っていた。そこで中原さんは妻子と別れた。

「帰っていくのはもう見きらんだったなあ」

中原さんの目は、遠くを見ていた。この光景は、美しいけれど悲しい想い出のはず。

「何故描こうと思ったのですか」

「さあなあ……」

理由を問うと、記憶を当時に泳がせたまま、中原さんは小さく笑っただけだった。

中原さんが今取り組んでいるのは、ふるさとの森にある樫の木だ。中原さんは今回初めて百号の大作に挑戦している。キャンバスいっぱいに描かれた大きな樫の木。中原さんの実家の裏には、代々所有する杉山がある。そこにある樫の木を描いているのだ。中原さんが子供の頃からある樫の木。幼い中原さんは、その前を通るたび見上げてため息をついていた。

「凄いなあって。大きかなあって。いつも見上げとったですよ」

子供の頃に堂々と大きかった樫の木。でも、中原さんももうすぐ八十歳。その木はどうなっているのか。どうして樫の木を描く気になったのか尋ねると、中原さんはしばらく考えて言った。

「自分と重ねるというか、永く生きてきたというところを描きたいと思って……」

中原さんは実家の奥さんから写真を送ってもらって描いているが、細かいところがうまく描けない。パレットの傍らには、療養所の桜の幹の皮が置いてある。絵を描く参考にしているのだ。

「実家のは樫の木だけど、いつの間にか、恵楓園にある桜になってしもうたよ」

描かれた木の幹は黒く光沢があり、細かい横の縞模様が無数に入れられている。確かに、これは桜だ。

「家に帰って見てみたいけどなあ」

ひと息ついて煙草をふかしながら、中原さんは少し離れたところから絵を眺めた。

五月、久しぶりに中原さんが天草に帰省することになった。息子の嫁とその娘、そしてひ孫たちが園に寄り、中原さんを連れて帰るという。

故郷の天草に帰る日、中原さんはいつものように、朝から文化会館のアトリエで一心に絵を描いていた。そして昼過ぎ、帰省の準備のために部屋に戻った。いつもズボンに肌着一枚で熱心に絵を描いている中原さんだが、この日は新しいズボンにポロシャツ、そして中折れ帽。いつもと違う中原さんだ。部屋の真ん中に座って家族の到着を待っていた。寮の出入り口には、すでに着替えなどの入ったバッグが置かれていた。

午後一時過ぎ、シルバーのワゴン車が園に到着した。賑やかな子供たちの声に中原さんが弾んだ声をあげた。

「ああ、ようきたね」

中原さんは足が不自由で、アトリエへの移動には電動車椅子を使っている。しかし、このときは飛びあがるようにして寮の出入り口にひ孫たちを迎えに出た。息子さんは仕事の都合で来ることができなかったが、看護師をしているというお孫さんとその子供たちが部屋に入ってきた。幼い子供たちは中原さんにとってはひ孫にあたる。いつもは静かな部屋が急に賑やかになった。

中原さんはすぐに冷蔵庫からオロナミンを出してひ孫たちに渡した。

「大きくなったねえ」

中原さんが目を細めた。

「最近また大きくなってね」

　お母さんにあたるお孫さんが中原さんに報告する。そして中原さんは、家族とともに車で故郷に向かった。予定は二泊三日。正月以来の久しぶりの里帰りだ。

　中原さんのふるさとまで車で一時間半。国道を抜け、しばらく県道を行くと右手に有明海が見えてくる。そして昔ぽんぽん船の出ていた三角。更に西に進むと、視界に天草の海が広がる。天草五橋を中原さんを乗せた車が走る。一号橋、二号橋、三号橋。そして四号橋。たくさんの小さな島々がぽかんぽかんと海原に浮かんでいる。神様が手のひらの土の塊を空からぽとりぽとりと落としたような、小さな小さな島々。きょうは天気がいいから、島で釣りをしている男性もいれば、島の間をジェットスキーですり抜ける若者もいる。しかし、これこそが中原さんにとって四十年前、涙でかすんだ光景なのだ。

　想いの詰まった海を右手に見ながらふるさとに向かって走る。私は中原さんの車のうしろを取材車で走っていた。四号橋を渡るとき、思わず中原さんの後姿を見たけれど、その想いは窺い知れない。私もこれから、この橋を通るたびに中原さんのことを思い出すことになるだろう。

　中原さんの家は、天草の上島、下島を縦断する県道を途中から西に折れ、車で十五分ほど走ったところにあった。海の印象の強い天草だが、山と畑に囲まれた静かな山村だ。家は、杉林の中腹にぽつんと見えた。林道を上って行く。車を降りた中原さんはゆっくりとした足取りで玄関に向かった。

「ただいまー」

奥に向かって声をかけると、奥から小柄な奥さんが顔を覗かせた。

「あら、早かったね」

中原さんは、玄関脇にある縁側に座り一服し始めた。

「見てみなっせ。あの山ば。ほっとする」

中原さんは、目の前に屏風のように連なる山々を指差した。新緑の季節。濃い緑。淡い緑。いろんな緑が重なり合い、混じり合っている。

妻のフミノさんは、中原さんや私のために、大きい急須を手に台所と縁側を行ったり来たりした。

「少し腰の曲がったなあ」

フミノさんを見て中原さんが独り言のようにつぶやいた。久しぶりに逢うからお互いの変化もよくわかるのだ。

フミノさんは、夫が療養所に収容されたときのことをよく覚えている。下の畑の方に目をやりながら言った。

「そこの下の方に、男の人が並んでですな、じっとこっちを見とったですよ」

中原さんが三十三歳で恵楓園に入所したとき、ひとり息子は小学校一年生だった。それ以来、フミノさんはひとりで働いて子供を育て家を守ってきた。狭い村のなかのこと、ハンセン病の患者を出したということで随分辛い思いもしたそうだが、療養所の夫には何も言わずひとりで耐えた。町の繊維工場を定年で辞めたあとは、工事現場でセメントを運んだり左官の手伝いをしたりしながら生計を立てた。

「女でセメント袋を抱えるのは大変でしたばい」

中原さんは縁側に座り、じっと山を見ていた。フミノさんの話を背中できいている。

中原さんが部屋の中央のちゃぶ台に座ると、フミノさんは改めて茶をついだ。中原さんの湯のみは、寿司屋にあるような、表面が少しごつごつした大ぶりの陶器で、表面には「おじいちゃん」と書かれている。おそらく孫かひ孫がプレゼントしたものだろう。中原さんはその湯のみで奥さんの入れた茶を飲んだ。傍らに座ったフミノさんは、中原さんの茶の減り具合を気にしながら何度か茶を注ぎ足した。

どこにでもある、静かな老夫婦の日常の光景。恵楓園で見る中原さんとは違った中原さんがいて私はそのさまに見とれた。だって、恵楓園に通い始めて十年。これまで、こんなふうに園の外に自分の居場所を持つ人を知らなかったから。多くの入所者たちは園内の暮らしが全てで、子供や孫の存在が透けて見えたことなんてなかったのだから。

鴨居には孫の結婚式やひ孫の七五三のときの家族写真が、そしてテレビのまわりには子供たちの絵や作文などがたくさん飾られとても賑やかだ。

ふるさとの樫の老木

一服すると、中原さんは立ちあがった。老木に会いに行くのだ。家のすぐ前の林道は中原さんが所有する杉山に続いている。

二、三分行ったところで車を降り、中原さんはさっさと林に入っていった。足場はとても悪い。急な坂になっていることに加え、木々の根やつるやいろんなもので足を取られ、転びそうになる。しかし、中原さんは杖をつきながら驚くような速さで前に進んで行く。園で車椅子を使っている中原さんとはまるで別人だ。幼い頃からこの山で遊び、肥料をかついで上の畑まで運んでいた中原さん、この山は自由自在だ。私は追いつくことができず、ちょっと待ってください、と何度か声をかけなければならなかった。

急傾斜の坂をやっとの思いで降りたところで、中原さんがようやく立ち止まり私を振り帰った。

「これじゃ」ステッキで指した木は、恵楓園のキャンバスでいつも見ていた樫の木だ。

しかし、私はすぐに意外な思いにとらわれた。中原さんの絵を見て勝手に思い描いていたより、その木は老いて、とても小さいのだ。根とそれに続く幹。幹の中心が大きく膨らんだ部分があるが、中は枯れて空洞だ。そこまでの高さは、たぶん身長百六十センチの私とそう変わらない。中原さんも同じ思いだったに違いない。中原さんはしばらくそこで、黙って樫の木と向き合っていた。

「子供の頃は、大きいなあ、と思って見上げとったけどなあ」

中原さんがぽつりと言った。昔、堂々と大きくて、何度も振り仰いだ木。まごうことなき、時間の経過がそこにはあった。

それから中原さんは、所有している山林に私を案内してくれた。療養所に入る前、中原さんはフミノさんとこの山に杉の木を植えた。

「ほら、こっちも、あっちも。太なったなあ」

まるで子供の成長を確かめるようだ。半世紀も時間が過ぎて、杉は大木となり揃って天を突いている。中原さんはすっと伸びた一本に背をもたせかけて一服した。あれから五十年。ここでもまた、中原さんは自分が家を出てからの永い時間の経過を感じていたのだろうか。

しんとした、林の中で、中原さんに聞いた。

「もし療養所に入っていなかったら、今ごろ何をしていたでしょうね」

「そうなあ、かあちゃんと二人、畑をして、山の手入れをしとったかなあ」

中原さんの視線を追って見上げると、杉の木立の間から初夏の透き通った青空が見えた。

杉山から帰った中原さんは、再び縁側で正面に広がる山々を眺めた。長い時間、黙って煙草を吸っている。聞こえるのはまわりの畑で鳴く鳥の声ばかり。時折、畑のなかの農道を軽トラックが走って行く。中原さんの後姿を、ちゃぶ台から黙ってフミノさんが見つめる。

「らい予防法」廃止で隔離政策がなくなった今、フミノさんは再び夫とともに暮らしたいと思っている。

「死んでおらんとじゃなかから、あきらめとらんです」フミノさんは私に語った。

しかし、中原さん自身は、もう天草に帰る気はない。血圧が高く健康に自信がないからだ。

「元気なら帰るけど、療養所の方がいつもお医者さんもいるし安心だけん。それに、俺が帰ってくると、ばあさんは朝から味噌汁をつくらないかん。慣れんけん大変たい」

中原さんは煙草を吸いながら笑って言った。

「これから先、もうここには帰りません。こうやって里帰りして、また園に戻るときも、元気にしとらなんぞ、とかあちゃんに言うくらいで、別に寂しかとか、そがんとは何もなか」

「今回はいつまで家におられるのですか」

「二、三日。でも、実を言うと、絵のことが気になってなあ。早く園に帰りたいとよ」

子供の頃、新婚の頃、そして子供が幼い頃の思い出のつまった父祖の地は、もはや中原さんにとって真の居場所ではないようだ。身を裂かれるように家族から引き離されて半世紀。日常を積み重ねてきた恵楓園の阿蘇寮の一室が、いまや中原さんにとって終の棲家なのである。

故郷の山々を眺める中原さんを、じっと見つめるフミノさん。晴れた日の午後、外からの明るい光線で逆光になり、夫の老いた背中は黒く、丸く、小さい。

「本当のことを言うと、帰ってきてほしかですね」

フミノさんの言葉は中原さんの背中に届いたのだろうか。

中原さんの絵が完成した。「古木」。ふるさと、天草の山の中にひっそりとあった、あの樫の木だ。百号の大きなキャンバスいっぱいに描かれた老木は、どっしりと大きい。苔むし、蔦を這わせ、杉山の地肌を掴むようにしっかりと根を張っている。堂々と、青空に向かってそびえている。

実際に杉山にあった木はとても小さく、枯れていたのに。

「自分の人生と重ねたような、そんな時間の長さを描きたい」

アトリエで、中原さんが絵筆を動かしながら話していた言葉が蘇った。

そうだ。この木は、中原さんの人生そのもの。中原さんが故郷を離れ、隔絶された世界に生きていたときも、木はふるさとの森で、確かな時間を重ね年輪を刻んでいた。森も、そして、療養所も、塀一枚隔てた社会も、同じときを刻んできたのだ。忘れ去られた世界にも、日々確かな日常の時間が流れていた。ハンセン病を病んだ人たちのこれまでの苦しみや悲しみは推し測りようもないが、でも、些細な喜びや楽しみも、確かに積み重ねられてきた。中原さんは確かに生きてきたのだ。木は、そんなことを静かに主張している。

帰れぬ古里・奄美を恋う

奥井喜美直さん――「朝日」

奥井喜美直さんの「朝日」。この作品を見たとき、私は仰天した。だって、目が痛くなるほど煌々と輝く朝日が、キャンバスの半分を占めていたから。東の山の稜線を抜け出たばかりの新しい太陽。朝日から四方八方に力強い光線が放たれている。

なんて力強い作品なんだろう。こんな朝日、見たことない。私はその光線の強さに息を呑んだ。生きていく活力、気力、希望。そんな力にあふれた作品だ。ハンセン病療養所に暮らす人たちがこんな力強い朝日を描くなんて。私は心底驚いた。

初めて奥井さんの部屋を訪ねたのは師走も押し迫った頃だった。暖かい部屋で、奥井さんは妻の紀子さんとふたり、テレビの前に座っていた。

奥井さん夫婦は、恵楓園のみよし寮に暮らしている。みよし寮は、介護の必要な夫婦が生活するところだ。建物の中心にナースセンターや浴室、処置室などがあり、そこから左右に走る廊下に沿って、それぞれの部屋がある。部屋のサッシの上には、きちんと表札が掲げてある。奥井さんの部屋の入口には、木の板に、奥井喜美直・紀子、と書かれた表札があった。奥井さんの手書きだ。長屋風の軽症者の住まいとは違い、不自由者棟は病棟の一室という印象が強いが、この表札に、ここで暮らす人たちの思いがつまっている。ここはそれぞれの「住まい」なのだ。

奥井さんの住まいは南の端にあたる。前の廊下は突き当たりになっていて、そこに奥井さんは数点の作品を飾っている。そこにあるのは全て子供の絵。揃いの制服を着てコーラスをしている少女たち。白いブラウスに紺のベスト。少女たちは揃って大きく口を開けている。「あ」の形。どの子も皆、魅力的だ。

幼い男の子と女の子の人形を描いた絵。金髪に青い目。ふたりは肩を抱き合い、じっとこちらを見つめている。道に迷って途方に暮れるヘンデルとグレーテルの童話を思い出した。絵に描かれた子供たちは、年齢も違うし、国籍もさまざま。人形もある。共通しているのは、いたいけな子供であるということ。

奥井さんは紀子さんとふたり、部屋にいた。

「この時期は絵が描けないんです」

奥井さんはぽつりと言った。そのあとは無言。微かな優しい笑みを顔にたたえているばかり。奥井さんはとても寡黙な人だ。

奥井さんのアトリエは、廊下の裏の物置き。入所者それぞれの部屋の裏に広さ三畳ほどのプレハブの物置きがあって、それを書庫にしたり、お風呂にしたり、趣味の写真を飾ったりと、思い思いに使っている。その物置きを、奥井さんはアトリエにしている。ストーブもエアコンもないから、冬の間は描くことができない。だから、毎年春になるのを待っている。冬の間は、こたつのある居間で、りんごやら、みかんやらをこたつのテーブルの上で並べてみたりしながら、ああでもない、こうでもない、と構図を考えている。そして、三月も半ばになり、やっと暖かい陽射しがアトリエに差し込むようになると、奥井さんは絵を描く季節を迎える。待ちに待った季節だ。

今年は、三月二十二日。この日奥井さんは初めて絵を描き始めた。まだまだ風は冷たいけれど、よく晴れた、気持ちのいい日だ。園内の木々も、花も、明るい光に生き生きと息づいている。輝く陽光に迎えられ、奥井さんは、部屋の前の通路から地面に降り、ゆっくりゆっくり、一歩一歩確認するようにアトリエに向かう。奥井さんは去年骨折してから自転車に乗れなくなった。物置の前の黒くて頑丈な古い自転車には、もう半年以上乗っていない。

アトリエの真ん中に座る。狭いけれど自分だけの大切な場所。壁ぎわにはこれまで描きためたたくさんの絵が立てかけてある。花、少女、阿蘇の風景。それらの絵に囲まれて、奥井さんは描く。

傍らの段ボール箱から、絵の具、テレピン油、絵筆を取り出す。一年ぶりの、大切な道具たち。奥井さんはゆっくりゆっくり、準備をする。ひとつひとつの行為を確認するように。まるで大切な儀式のようだ。

テレピン油のキャップを開け、絵の具をパレットに絞る。ターコイズブルー。深い深い青。冬の間、寒さの中で眠っていたアトリエが、急に息を吹き返し、色を取り戻し、生き生きと動き始めた。奥井さんが右手で絵筆を持った。左手にはものさしのような細い板を持って、右手の肘のあたりを支える。色白の奥井さんの頬に少し、赤みがさした。この日のために用意したキャンバスは五十号。

奥井さんの腕がさっと動いた。最初の線は、島の輪郭だった。濃い茶色の力強い線が白いキャンバスを横切り、そのあと下にカーブを描いた。パレットに絞られたターコイズブルーがその島の周囲を彩って行く。ここら辺りの海ではない。南の、太陽の光をいっぱいに含んだ明るい海。奥井さんの生まれ故郷、奄美の海だ。

奥井さんは奄美大島の名瀬市の出身。海のすぐ近くに家があり、子供の頃から魚を捕って遊んでいた。入所する直前まで、父親とふたり、漁をしていた。奥井さんが、この青い海から遠く離れ、恵楓園に入ってもう半世紀近くが経った。

「昔、この海で、おやじと漁をしてたんです」

奥井さんは一遍に多くのことを語らない。一言一言、かみ締めるように、確認するように、言葉を紡ぐ。今年初めての絵にふるさとの海を選んだ理由を尋ねた。

「帰れなくなったから」

三秒ほどたって、奥井さんが口を開いた。

「足が悪くなって、とうとう帰れなくなったから、ふるさとが恋しいんでしょう」

キャンバスを見つめたまま、奥井さんは語った。

「帰れませんか」

「ええ。もう駄目でしょう」

「帰りたいですか」

「はい。帰りたい」

「帰って何をしたいですか」

「帰れば、兄とか、甥っ子とか、いますから。逢っていろんなことを話したい」

「いろんなこと……」

「今、仕事はうまくいってるのか、とかですね。酒を飲みながら話してみたい」


「子供に惹かれるんです」

いつも穏やかな奥井さんは療養所の看護師さんたちからは「お父さん」と呼ばれている。優しい目をして、訥々と語る。いつも変わらないとても優しい表情。故郷の両親はもうすでに亡くなったけれど、兄弟は昔と同じように漁をして暮らしている。

島の波打ち際。白い波が激しく岩にぶつかっている。奥井さんは丹念に、一枚の波の上に、また一枚、波を重ねる。

「随分荒い波ですね」

「はい。激しい波にもびくともしない、岩の強さを描いてみたいんです」

「強さ、ですか。奥井さんは強いですか」

私は突拍子もないことを奥井さんに突然尋ねてしまった。

「いえ、私は弱いです。強くありたいと思ってきたけれど」

奥井さんは、優しい目の光はそのままに、手の動きを止めることなく、そう答えた。

これまで、どんな荒波が奥井さんの人生に押し寄せたのだろう。そしてその波にどう耐えたのだろう。奥井さんを見ていると、波に洗われたからこそ、こんな優しい穏やかな表情になったのかと思ってしまう。洗われて洗われて、丸く、白く、なぜかほっこりと温かい石ができあがるように。

奥井さんは、恵楓園に入所して間もなく、園内で紀子さんと結婚した。そして他の人たちが皆そうしてきたように、子供を堕胎した。

「とても悲しかったけれど、仕方ない。育てて行く能力がないのだから」

奥井さんは、表情を変えるでもなく、同じ調子で答えた。

「今もし生きていらっしゃったら何歳ですか」

「五十歳でしょう。だからというわけではないのかもしれないけど、子供に惹かれるんです」

「子供の、どこに惹かれますか」

「純真で、何も飾らないところですね」

奥井さんの部屋の前の廊下に飾られた数々の子供の絵。その絵の意味が少しわかった気がした。

今年は春になっても奥井さんのアトリエは閉じられたままだった。訪ねると、奥井さんは部屋にいた。今年は神経痛がひどく、アトリエで油絵を描く気になれないのだ。

部屋では紀子さんがテレビの時代劇を観ていた。その傍らで、奥井さんは鉢植えのシクラメンをスケッチブックに水彩で描いていた。

「シクラメンは花が長くもつから描きやすいんです」

絵筆を画用紙にリズミカルにたたきつけるようにして花びらの一枚一枚を描いていく。

その奥井さんの背後のサッシをあけ、住まいの前庭に立つと、パンジーや菜の花など、春の花があふれていた。視線をその先に移すと、満開の桜も見えた。

「やはり針金を描いてしまう」

吉山安彦さん――「捨てられた風景」

恵楓園の空き室に、絵画クラブの絵が保管されている。玄関の入り口には、「絵画クラブ保管庫」という木の立て札がかかっている。金陽会でこれまでに描かれてきたたくさんの絵がここに眠っているのだ。部屋は四畳半が二間。そこに二百点を超える作品が詰めこまれている。作者ごとに、壁やふすまや柱などに重ねて立て掛けてある。押し入れに入っているものもある。金陽会の世話役をしている吉山安彦さんは、私を案内しながらため息をついた。

「どこか、まとめて展示する場所があったらいいんだけど」

最近は園を訪ねる人たちも増えたから、絵を見てもらってハンセン病問題について何か感じとってもらえたらと吉山さんは考えている。

吉山安彦さん。七十四歳。一番若い吉山さんは金陽会の世話役だ。画歴が永く、熊本県だけでなく全国規模で活動する、いくつもの肩書きを持つベテランだ。皆に絵の指導をするだけでなく、画材の調達にも事欠く高齢のメンバーに、事細かに世話を焼いている。

吉山さんは、天草の出身。昭和十九年、十六歳で海軍に志願、長崎の相浦海兵団に所属していた。軍に在籍したのは七か月余り。その間は、羅針盤を読む勉強などをして実戦に備えていた。入隊して三か月が過ぎたとき、吉山さんに分岐点が訪れた。軍艦に乗るか、それとももっと勉強を続けるか、選択しなければならなかったのである。吉山さんは、勉強の道を選んだ。まだ若かったし、もう少し知識を積んでから実戦に出たいと思ったからである。しかし間もなく敗戦。軍艦に乗った同期の友人は、撃沈されて多くが戦死した。

吉山さんが体に異常を感じたのは、訓練を受けているときだった。皆で並んで青竹で尻をたたかれるとき、いつも鈍い痛みが襲った。その頃、すでに臀部にハンセン病の初期症状である赤い斑紋が現れていたのである。戦後すぐ、親とともに訪れた大学病院でハンセン病と宣告され、十七歳で恵楓園に入所した。

「毎日死ぬことばかり考えていた」

吉山さんに兄は言った。二か月間、恵楓園で治療すればまた家に戻ることができる。吉山さんは入所を決意する。一日も早く入所して、治療して、そして一刻も早く故郷に帰ろう。しかし入所後、吉山さんは、恵楓園とは終生隔離される場所であることを知る。真実を知り、十七歳の吉山さんは大きなショックを受ける。一生ここから出られない。病気はだんだんひどくなってそう遠くない将来、死んでしまうだろう。天草からただひとり療養所にやってきて、誰一人、知る人もない吉山さんはパニックに陥り、毎日死ぬことばかりを考えた。

恵楓園には、かつて園内に「檜山」と呼ばれるうっそうとした森があった。雑木の多く茂るその森は昼間でも暗かった。吉山さんの足は毎日その森に向いた。ひとり泣くためである。入所者は雑居生活だから、なかなかひとりになることができないのだ。吉山さんは森で死ぬことを考え、首をくくるのに都合のいい枝を探したりした。あのとき、海兵団で、羅針盤の勉強のかわりに軍艦に乗っていたなら、ここに来ることもなかった。こんな、家名を汚すような病気になるくらいなら、名誉の戦死を遂げた方が家族のためにはどんなにかよかったことだろう。薄暗い森で、吉山さんは軍艦に乗って戦死した友人を心から羨んだ。

ひと月ほど吉山さんは森の中で思い悩んだ。吉山さんが森へふらふらと歩いて行くときは、必ず誰か他の入所者があとをつけ不測の事態を警戒した。入所者の中には、長老と呼ばれる年長者がいて、その人たちが新しく入所してきた人たちのことをそれとなく気遣っていたのだ。

そんな時、吉山さんは、長老のひとりが詠んだ川柳に出会う。

「神経らい義足まくらの昼寝かな」

自虐的といえばその通りだけれど、この句に、吉山さんは、運命を達観したおおらかな生を感じる。そして、大笑い。恵楓園にきて吉山さんは初めて笑った。

吉山さんは次第に元気を取り戻して行く。入所者同士にしかわからない、温かい励ましに、吉山さんはやっと救われた。恵楓園では、死ぬことを考えたことのない人はほとんどいない。過酷な運命に皆、慄然として立ち竦む。それがわかるからこそ、入所者同士の心のつながりも強い。

「ある日、おれも生きてやろうと思いましてね」

吉山さんは、恵楓園で生きていくことを決心する。十八歳だった。

元気を取り戻した吉山さんを見て長老がつぶやいた。

「今度の若いのは、意外と立ち直りが早かったなあ」

若い吉山さんがそれからの永い人生を生きていくには、何か打ちこむものが必要だった。吉山さんは、それが「絵を描くこと」だとすぐに気づく。

子供の頃から、絵が得意だった吉山さんに、長老が絵を描く道具を調達してくれた。それを使って、吉山さんが初めて描いたのは、その人の似顔絵だった。そして間もなく、吉山さんは「金陽会」の会員になった。

恵楓園に入所していた同郷の安子さんと結婚したのは、一九五三（昭和二十八）年、二十五歳のときだ。恵楓園では、結婚のことを「ぜんざいをする」と言っていた。親しい人たちを部屋に招待し、紅白饅頭とぜんざいでもてなし、これからはふたりで生きていくと決めたことを皆に報告する。結婚するふたりは普段着。仲人もなし。招かれる人たちも十人程度。ドレスもご馳走もない、とても慎ましやかな披露宴だ。

「ぜんざい」が多かったのは、入所者が皆まだ若かった昭和二十年代から三十年代だが、「ぜんざい」は、子供の出産とか七五三とか、そういった祝い事のない療養所では、唯一の晴れがましい出来事だった。「ぜんざい」のときの饅頭は一個二十五円と、当時としてはとても高価なもので、吉山さんはそのとき、園内の知り合いから五千円の借金をした。今でも、妻の安子さんは、夫は結婚のとき五千円の借りがあったと楽しそうに話す。

昭和三十年代、冷蔵庫、洗濯機、自家用車が三種の神器と言われ普及し始めていた頃、恵楓園でも、自分たちの暮らしを少しでも壁の外の社会に近いものにしようと入所者たちはさまざまな患者作業をこなした。療養所では、職員や予算の不足を補う形で、百を超える患者作業があり、わずかながら賃金が支払われた。作業は、不自由者の介助、炊事、園内放送、印刷、剪定など、生活全般にわたった。吉山さんは、園内の印刷所で活版印刷工として三十年間働いた。そうやって安子さんとともに、生活に必要な道具を少しずつそろえていったのだ。

「針金」を描かなくなる日

冬の間、吉山さんはアトリエで毛糸の帽子を被っている。よく似合っていて、画家としてとてもさまになっている。帽子は三種類。二十年ほど前に安子さんが編んでくれたもので、今でも大切に使っている。吉山安彦さんという名は画家としての名前。雅号だ。作品展で入賞するようになって故郷の家族に迷惑をかけないよう本名を伏せた。妻の旧姓からふたつの文字をもらい、自分の本名と組み合わせて雅号をつくった。恵楓園に暮らす夫婦は皆とても仲がいい。支え合って、耐えがたい苦しみをともにくぐってきたからか。

「月影の哀歌」。この作品は、「らい予防法」が廃止されたときに吉山さんが描いた作品だ。強制隔離政策がなくなったというのに、描かれた光景はとても寂しげだ。

外套を着て壊れた壁を出ていく後姿の男がいる。男の向かう先には、たくさんの星々の中で煌々と月が光っている。しかし、一方、手前の月影に覆われた世界は水の中のように青く、音がない。そこで時間がとまったかのような、静止画のような風景だ。「らい予防法」廃止を報じる新聞の上に鳥の死骸が転がっている。その傍らには、寒そうに毛布にくるまっている女性。

「家内が堕胎したときのことを思い出して描いたんですよ。今頃法律がなくなっても何もかも遅かったということを言いたかった」

後姿の男性は医師。寂しげな表情の女性は妻の安子さん。転がる死骸は、この世で生を享けることのできなかった我が子だった。子供を奪われたとき、夫婦の時間はそこでとまってしまったのかもしれない。

文化会館の中の吉山さんのスペースは、入って右手の奥。そこには古い麦わら帽子や、軍手、潰れたコーラの空き缶、セメント袋などが無造作に置いてある。これらは全て吉山さんの作品のモチーフだ。

吉山さんは、数年前から土管の積まれた荒地や工事現場の一角などを描いている。シリーズには「捨てられた風景」というタイトルがつけられ、以後、このシリーズの作品は五作を数える。

「人が見向きもしないような、捨てられた光景になぜか惹かれるんですよ」

キャンバスのちょうど正面に、紙のセメント袋。セメントは半分ほど使われている。その後ろに、随分使い込まれた麦わら帽子。手前に潰れたコーラの空き缶。そして、左右から、錆びた有刺鉄線が延びる。

「昔から、どうしても、針金を描いてしまうんですよ。だから、私のことを、針金を描く人、と言う人も多いんですよ」

吉山さんの作品を見ると、空き地、団地など、さまざまなところで、無造作に有刺鉄線が描き込まれている。

「自分でも、気づかないうちに描いてしまうんです」

吉山さんは苦笑する。

「ずっとここで隔離されてきて、やっぱり、縛られてるって感じが抜けきらないんですね。針金を描いた方がしっくりくる」

黒く錆びた、ぼろぼろの鎖。その背後から、働き、憩う、人間の体温が伝わる。どこにでもありそうで、見ても誰も気にとめない風景。記憶の襞にも刻みこまれないかもしれない。確かに、吉山さんがいう「捨てられた風景」だ。

有刺鉄線が、恵楓園を取り囲む壊れかけた厚い壁に重なった。使い込まれた麦わら帽子や、飲み終えたコーラの缶に託された人間の体温。この体温こそ、壁に囲まれた入所者そのものではないか。

「らい予防法」がなくなり、「社会」との出入りが自由になったあとも、隔てられる人たち。

吉山さんの描く「捨てられた風景」。これこそが、強制隔離政策によって、社会から棄てられ、別世界で生きてきた入所者自身、吉山さん自身ではないのか。

「針金を描かなくなる日がくればいいと思うけど、どうですかね。そんな日は来るのかな」

吉山さんは、絵筆の動きを休めることなく、前を向いたまま、そう言った。

頭に焼きついた奄美の風物
大山清長さん――「奄美の豚」

大山清長さんの「奄美の豚」。故郷、奄美大島の実家で飼っていた豚だ。とてもユーモラスな表情。こいつ一体何者？としげしげと見つめていると、そういうお前こそどこの輩だ、と切り返してくる。豚だけどなかなか油断できない。

美術館での金陽会の作品展がきっかけになって、金陽会は少しずつ世間に知られるようになり、町の画廊喫茶などでも作品展が開かれる。そこでは、木下さんの「遠足」と、大山さんの「奄美の豚」が人気を二分する。

大山さんの作品には故郷をテーマにしたものが多い。「奄美の豚」のほかにも、「奄美のルリカケス」「奄美の牛」「奄美のガジュマル」などがある。そして、縁側に座る祖母を描いた「日向ぼっこ」。牛、馬、鳥。大山さんの記憶の中に棲む動物たちは、皆不思議な姿形、表情をしている。おばあさんは猫と一緒に縁側でにこにこ日向ぼっこ。背後には、障子やふすまの代わりに山や竹やぶが広がっている。不思議な縁側だ。

いくつもの気根を垂らした二本の太いガジュマルの木は、その向こうに広がる海を抱いている。南国の、どこまでも明るく青い海。あふれる太陽の光を吸収したり反射したりしながら、規則正しく、引いたり寄せたり、呼吸している。おばあさんも、動物たちも、ガジュマルも、海も、みんな物語のなかの生き物のようだ。大川さんはもう永く故郷に帰っていない。全ての思い出は、永い永い時間の経過の中で、現実の色や匂いを削ぎ落とし、物語となった。

「見なくても、頭に焼き付いているから描くことができる。自分の中に沸きあがってきた光景をキャンバスに映すだけ」

マグカップになみなみと注がれたお茶を飲みながら大山さんは訥々と語ってくれた。

美味しいから、と大山さんがすすめてくれた黒糖喉飴。園内のスーパーで買ったというその飴を私はふたつ、いただいた。ひとつその場でいただき、もうひとつの一個はポケットに入れて持ち帰った。帰ってその一個を包み紙から取り出して口に入れると、大山さんの故郷の空気がにわかに立ち上った。

「絵と一緒に消えてしまいたい」

視力を失い心で描く——矢野悟さん

矢野悟さんの住まいは、恵楓園の中でも、ひときわ大きな桜の老木の傍らにある。初めて矢野さんを訪ねたのは、三月の終わり、その桜が三分咲きの頃だった。よく晴れた日の昼下がり。玄関先で声をかけると、矢野さんは、まず住まいの傍らにあるアトリエに案内してくれた。

ガラス窓はいっぱいに開けられ、早春の、まだ少し冷たい空気が畳五畳敷きのアトリエを渡っていた。春の光がいっぱいに差し込む明るいアトリエは、矢野さんが、住まいにひとつずつ割り当てられた物置きを利用し、精一杯工夫して使っているものだ。正面のイーゼルは、ちょうど、座って絵が描けるよう、下に角材を入れこんで高さを調節している。

「全部自分でやったんよ」

感心して部屋を見渡していると、矢野さんが背後から明るい声で説明してくれた。

入口の近くには大きな箪笥が置かれ、ひとつひとつの引き出しを開けると、絵の具や筆がぎゅうぎゅうに詰めこまれている。

「右を開けてごらん、そこに買ったばかりの白がある」

「その上は筆」

矢野さんの言葉に従って引き出しを開けると、その通り、たくさんの画材がきちんと整理されて保管されていた。何百本あるかわからない膨大な数の絵の具は、すでに使い始めているものもあり、新品もある。その一本一本にきちんと、購入した日付が記され、古い順に並べられている。しかし、最近、矢野さんはこれらの画材を手にしていない。三年前から緑内障の症状がすすみ、目を使った細かい作業ができなくなったのだ。

物置を改造したアトリエに、畳一帖分だけ荒れた一角がある。入り口のサッシの前の、たくさんの作品が壁に立てかけてあるところだ。去年、大型の台風が園を襲ったとき、サッシが割れ、激しい雨風がアトリエに吹き付けた。入口近くに保管してあった大切な作品は風雨にさらされてしまった。作品は全て百号の大作。十点重ねて壁に立てかけてあり、容易には動かせない。その下の畳はそのときの影響で、そこだけ変色し、毛羽立っている。矢野さんは、これらの作品をまだ点検していないという。

「大丈夫なんですか」

おそるおそる聞くと、矢野さんは首を横に振った。

「わからん。おそらく、傷んでいるでしょう」

「いいんですか、このままで」

「足腰が悪くてなかなか動かせんから」

聞けば、園内の人が、作品を動かす手伝いを買って出てくれたと言う。しかし、矢野さんはその申し出を断った。

「絵のことはいいんです。残そうとは思っとらんから」

矢野さんはきっぱりと言った。

「絵は、私が生きている間だけ。死んだら全部処分してもらう。みんな私と一緒に燃やしてもらえれば、それが一番いい。」

二〇〇四年四月、熊本市現代美術館が、金陽会の作品を八点収蔵した。このとき、矢野さんだけが辞退した。

「我々の作品がずっと世の中に残るのはとてもいいことだけど、私自身はもう生きている間だけで充分と思ってる。だから、残そうなんてこれぽっちも考えとらんですよ。この病気になってしまったことが今もずっとひっかかってる。絵とともに消えてしまいたい。それが本心ですよ」

矢野さんは、一時恵楓園を退所して社会生活を営んでいたが、病気が再発して戻ってきた。とにかく人生を無駄にしたくない。そう考えたとき、矢野さんは絵を描き始めていた。

「とにかく、絵が好きで好きで。描き始めたら飯も忘れるんですよ」

毎日朝から晩まで絵を描いていた。いつもいつも絵のことで頭がいっぱいだった。知人にもよく絵をプレゼントした。そのときは作品に合う額に入れて贈った。

「絵は子供と一緒。正装させて送り出すような気持ちですよ」

矢野さんが一冊のノートを見せてくれた。これまで描きためてきた作品のリストだ。創作の期間やタイトルなどが、黒いサインペンで細かく書きこまれている。

最初の絵は、昭和五十四年とある。矢野さんが再入所して間もなく描いた作品だ。それから書き込みは数ページ続き、去年、平成十七年の十月十三日、第二〇四号の作品を最後に空白となっている。緑内障がすすんで描けなくなったのだ。右目は〇・三の視力があるが、左目はほとんど見えない。目の前にいる私も、霧の中にぼんやり人影があるような感じなのだそうだ。絵の具のチューブから絞り出す色も、チューブに書かれた文字もよく読めないから、いらいらしてしまう。

そして、どうにでもなれと捨て鉢になってしまう。

「こんな気持ちで、絵を描く気分にはなれんですよ」

最後に書いた作品は「新緑の裏路」。矢野さんの住まいの玄関先から見た光景だ。ずっと続く住宅の、それぞれの住まいの庭に植えられた緑が層をなして、何ともさわやかな小道をつくっている。

とりわけ、一番手前に描かれた大きな木は、いっぱいに茂った葉を五月の風に揺らしている。さわさわと、涼しげな葉ずれの音さえ聞こえてきそうだ。

「これは、ほら、家の前にある桜。四月の花があるうちに早く描かなければと思っていたんだけど、目がこんなふうでしょう。どうにもこうにも間に合わなくて、完成したときにはすっかり季節が変わっていてこんな絵になったんですよ」

そうか、これは桜。私はびっくりして、次に嬉しくなった。桜は、花のある季節だけ人びとの目を集めるけれど、考えてみればそれは一年のうちのほんのいっとき。それ以外の季節も桜は逞しく生きていて、花の季節のあとは緑の小路をつくっているのだ。

病院で三度手術を受けたが、今後視力の回復はあまり見込めないという。今はたくさんの絵を今後どうするのか思案している。

「こんなにあるとよ」

矢野さんは押し入れいっぱいに詰めこまれた作品を見せて苦笑した。

「衣類とか、この先もう買うこともないし、今のうちからごみの収集の仕方を調べて、燃えるゴミ、燃えないゴミと分けて、少しずつ自分の持ち物を減らしていってるんですよ」

「描けなくて寂しいですね」

そう言うと、矢野さんはとんでもないと首を振った。

「いつも心の中で描いてるから」

透き通った笑顔だった。

「心の中で、いつも、ああでもない、こうでもない、って四苦八苦して描いてるんですよ」

矢野さんは屈託なく笑った。

帰り際、矢野さんを振り返ると、住まいの傍らの樹齢を重ねたソメイヨシノの老木の下で、満面の笑みをたたえて手を振ってくれていた。

「桜が満開になったらまた来てくださいよ。あと一週間かな」

矢野さんの心のキャンバスに、今度こそこの桜は描かれるのだろうか。そんなことを考えながら、私も矢野さんの笑顔に手を振った。

「心までは病んでいない」
入江章子さん――「壁のある風景」

入江章子さんは、金陽会で唯一の女性だ。現在、八十四歳。関西の出身で、故郷で師範学校に通っていたが、十九歳で発病し、二十歳で岡山県のハンセン病療養所、長島愛生園に入所した。それから八年後に恵楓園に転園した。

入所した頃は、男女別々の雑居生活。夜、好きな本を読むのもままならない生活だったが、入江さんは夜になると、灯りのともる食堂に出かけ、そこの石段で本を読んだりした。

「自分で工夫することで、やりたいことはやれるんです。他の人をちゃんと受け入れた上で、自分の生き方を探って行けばいいのだから。共同生活だって、やり方次第ではちゃんと自分の生き方を貫くことができるんですよ」

当初は園内での結婚を考えていなかった入江さんだが、親も兄弟もいない中で、やはりいろんな話を聞いてもらう相手は必要だった。園内で信さんと結婚したのは転園して一年後。二十九歳のときだ。他の人が皆そうしたように、入江さんも、妊娠三か月のときに堕胎を経験している。自分で育てられないから仕方ないと、自らに言い聞かせた。

夫の信さんは、十八歳のとき、満蒙開拓青少年義勇軍として中国東北部（旧満州）に渡っている。敗戦の色濃くなるなか、開拓の名のもとに、少年までもが戦争に駆り出され、ソ連との国境付近の警備にも当たっていたのだ。

命からがら逃げ帰った人たちは、戦後「拓友会」という組織を結成、旧交を温めてきた。毎年一回の旅行には、妻の章子さんも必ず参加し、夫と全国を旅した。旧知の友人たちは、ハンセン病をかつて病んだ夫婦を温かく迎え入れる。そして、その人たちとの交流の中で夫婦は社会の「普通」の暮らしを間近で見る機会を得た。

「苦労して家を建てたり、子供を学校にやったり、結婚させたり。ほんと、大変だなあと思って見てました。皆、裸一貫からそれぞれ、生活を築き上げてきてね。いつも自分のことのように嬉しかったですよ。療養所にいる私たちは、そんなものは何もないけど、社会で生きるってこんなもんかと思って見てました」

恵楓園と外の世界を隔てる黒くて厚い壁。将来、この壁が壊れる日がきたとき、自分は家を建てたり子供を育てたりすることはできなかったけれど、でも、これをやってきたんだ、と自らを納得させる確かなものが欲しくて絵を描きつづけてきた。

入江さんは、熊本市内などで行われる絵画の集まりなどに、積極的に出かけて行く。しかし、当時は患者であることがわかると、電車を降ろされたり食堂を追い出されたりした。

「外出したとき、菊池電車に乗ってまた恵楓園に帰るでしょ。ひとつ先の駅の切符を買って、患者じゃないって振りしてましたよ。降りるときは、恵楓園に近い御代志《みよし》で降りますよ。降りてから まで追いかけてこないでしょう」

入江さんはいたずらっぽく笑った。入江さんは、閉じられた世界でじっとしてはいられなかったのだ。

「療養所の中で暮らしているけれど、心まで病んではいないという気持ちでいっぱいでした」

入江さんが一九九六年に描いた作品に、「壁のある風景」がある。恵楓園を取り囲む厚い壁を描いたものだ。

社会に告発するような、不穏な暗い色調の絵を想像しがちだが、入江さんのこの作品は、穏やかで、明るい。多分、晴れた秋の日の昼下がり。壁は、穏やかな陽射しを受け、蔦などの植物を這わせて、むしろ優しい表情だ。

「壁はいつかは壊れるし、そのとき自分がどうあるべきか、それだけを考えて生きてきました」

「壁は隔離の象徴ですね」

一九一三（大正二）年、菊池電車が開通、その後まもなくバスも運行されるようになって、療養所周辺には、農事実習場、種馬所、飛行場、そしてゴルフ場などが次々につくられる。ひっそりと静かだった周辺は次第に人の出入りが多くなっていく。

一九二九（昭和四）年、園は、拡張工事で北側と西側の土地が必要となり、県有地や民有地を譲り受けた。その際、分譲の条件として、園の西側と北側に壁がつくられたのだ。当時は恵楓園での厳しい生活に耐えられず、園を逃走する入所者が後をたたなかった。何とか逃走を防止してほしいとの町の人たちの声を受けて壁はつくられた。全国十三の国立のハンセン病療養所の中で、刑務所のような重々しい壁がめぐらされているのは恵楓園だけである。西側の壁には、昔、園に暮らす子供たちが外の世界を見たいとあけた穴がある。

その壁が遂に取り壊された。吊るされた鉄球が壁に向けてひと振りされると、あっけなく、壁はがらがらとその場に崩れ落ちて、コンクリートの塊と化した。

一九九八（平成十）年、まず患者居住地帯と職員官舎地帯を隔てていた壁が撤去されたのに続き、二〇〇五（平成十七）年には、西側のコンクリート壁の二百五十メートルが解体された。子供たちがあけたのぞき穴は現在整備中の社会交流会館に移設され、展示されることになっている。北側の壁六百メートルは全面的に補修され、歴史の証人として後世に残されることになった。

「壁はとても高くて、どうしても超えられない絶対的なものでしたからね。隔離の象徴ですよね。でも、壊れたとき、何か拍子抜けしたって言うか、こんなに簡単に壊れるものかと。こんなもんに永い間難儀してきたのかと思ったら、何か可笑しくなっちゃってね」

入江さんが描いたのは西側の壁である。かつては建ち並ぶ住宅の外側をヒノキの大木が一列に並び、その外側を高い壁がぐるりと囲っていた。だから、壁の近くは昼でも薄暗くて、そこには圧されるような重い空気が滞っていた。鉄筋が剝き出しになった厚いコンクリートの壁。光を、音を、風を遮断し、外と内とを明確に隔てていた。

しかし、壁がなくなった今、その光景は一変した。本当にかつて壁のあった場所かと目を疑うほどに。そこには今、白樫の生垣がずっと続いている。生垣越しに恵楓園の家並みが見え、逆に園内からも、外の様子がわかるようになった。

「壁がなくなったとき、なんか頼りないというのか、在った方が安心できるというのか、そんな気持ちがしたのも事実ですね」

園内ではこれまで、外出するときも住まいに鍵をかけることはなかった。でも壁がなくなって外との境がなくなったことで、防犯上鍵をかける人も出てきた。通りを走る大型トラックの騒音も筒抜けだ。

「あってはいけないとわかっていても、あるとそれに頼ってしまう、というのかな。永い間の習慣でそうなってしまったんですね」

八十九年間の永きにわたって生き続けた、強制隔離を定めた「らい予防法」。偏見、差別の元凶となった法律だが、でも、この法律は、事実上、園内の生活の改善を図るうえでの根拠ともなってきた。園内で生きていくうえでの必要悪だったと述懐する人も多い。入江さんの想いは、壁を超えて、隔離政策そのものに及んでいるのかもしれない。

若いころ、入所者たちは隔離政策の撤廃を求めて懸命に運動した。しかし、誰もその願いに目を向けない状況の中で、自由になりたい、社会に帰りたい、という強い思いは次第に諦めに変わっていく。隔離政策をなくすことを求めて結束し、始めた闘争は、いつしか療養所内の生活水準を上げるよう求める闘争に変化していくのである。社会と療養所を隔てるために築かれた厚い壁は、入所者の生存を保障するための防護壁となっていったのだ。

入所者自治会の元会長、太田明さんが言う。

「隔離政策が、らい予防法が、長い年月の間に当たり前になってしまっていた。壁のある風景が当然のことになってしまっていたんです」

入江さんは述懐する。

「どんなに活動しても、状況は変わらないんだから、ここで穏やかに皆で暮らすことに流れて行ったような気もするね」

「恵楓園にいるけれど、心まで患者ではない」

十九歳で療養所に入って以来、入江さんはずっとずっと心の中でそう自分に言い聞かせてきた。しかし、隔離政策に馴らされて、知らず知らずのうちに意識まで収奪されてきた面がなかったか。壁がなくなった今、入江さんはそんなことを考えている。

今、白樫の一枚いちまいの葉の間から、すり抜けたり戻ったりして風が遊ぶ。菊池電車の通る音。さお竹屋の呼び声。市井のさまざまな音が、白樫の葉を震わせて、人びとの暮らしに遠慮なく飛びこんでくる。

「でも、こんなにいろんな音がして……。これが当たり前なんじゃないですか。何にもないのが本当なんじゃないですか。やっと当たり前に近づいたっていうのかな」

入江さんが明るく笑った。

今度は「壁のない風景」を

入江さんはここ数年、美容院に行くときや友人の家に出かけるとき、鍵をかけることを忘れない。鍵をかけるという行為も、入江さんにとっては特別な感慨があった。若い頃は雑居生活を送り、結婚してからも、始終、住まいに人が出入りする療養所では、自分だけの空間を持つことができなかった。今でも、療養所の職員が掃除などで頻繁に住まいを訪れる状況に、有り難いと感謝する一方で、とうとう私的な空間が持てなかったという諦めも、実はある。

「鍵をかけるというのは、プライバシーがあるということ。普通の生活に少し近づいた、という気持ちもありましたね」

能天気な私など、防犯を気にしなくて済む園内の生活を、半ば好ましいもののように感じていたふしもあったのだ。でも、鍵をかけるという、「外」の人間にとっては極めて当たり前の行為が、全く異なる感慨を持って受け止められるという事実に正直驚き、またある種の感動を覚えた。

八十をとっくに過ぎたとはいえ、今でも颯爽と自転車にまたがり、スケッチブックをかごに入れて園内を走る入江さん。創作の意欲、生きる意欲は全く衰えていない。これまで、過酷な状況にあっても、ただ前向きに、自分の一日一日を生きてきたし、八十四歳の今もそれは全く変わらない。

入江さんが以前描いた厚い壁。この壁のあったところを、入江さんはまた描いてみたいと考えている。今度は「壁のない風景」だ。

生垣の隙間を出たり入ったりして、入江さんはかつては壁にまきついていたという「定家かずら」を探した。初夏に白い可憐な花をつけ、淡い香りを放つこの花を、入江さんはたいそう愛している。

「生垣にかずらが巻きついて、その脇を人が歩いている風景なんていいですね。風がわたり、音が自由に行き来する、そんな光景を描いてみたいですね」

五月。入江さんは白樫の生垣のあたりでスケッチに取り掛かった。生垣と、その向こうの入所者の住まいを描くのだ。

「人の暮らしが広がった感じがするね。心がふっと開放されたような。心が広がったような気がするね」

新緑の中でスケッチに没頭する入江さんの顔もまた、緑に染まっていた。

入江さんはこのスケッチをもとにキャンバスに描き始めた。新緑の生垣の間から青空に向かって伸びる樫の木。それらの先に広がる入所者の住まい。

「建物は、厚生省が建てたものだからどれも同じだよね。でも、一軒一軒、違うんだよね。当たり前だけど。皆、庭に好きな花を植えたり、椅子を置いてみたり、暮らしやすいように工夫してるんだよね」

入江さんは、それぞれの住まいの前庭に咲く花々や白い洗濯物を丹念に描き込んで行く。壁がなくなったことで見えてきたのは、そこに生きる人びとの確かな暮らしだった。

園内に立ち並ぶ住宅。多いときは三千人を超えた入所者も、高齢化で次第に減り、現在は四百七十人余り。以前は満杯だった住宅も、随分と空家が増えた。壁の中で生きてきた多くの人たちは、その苦難の人生を外の誰に語ることもなく、終焉を迎えていく。

「人の暮らしはいとおしいと思いますね。こんな中でも、皆、自分なりにせっせと生きてきたし、今でもそう」

壁のない風景を描きながら、入江さんには、これまでこの療養所で生きてきた人たち、ひとりひとりの顔が浮かんでいるのかもしれない。

「壁のある風景」から「壁のない風景」へ。描く入江さん自身も、今生きていることをかみしめている。

第七章　社会復帰への想い

園内に響いた赤ん坊の泣き声

恵楓園の取材を始めて一年ばかり経った頃だっただろうか。もう何度も通った遠藤邦江さんの部屋で、いつものようにお茶をご馳走になっていると、邦江さんが急に思い出したように言った。

「そうそう、そう言えば、佳子さんは昭和三十五年生まれってね。この前新聞に紹介されとったのを見ましたよ」

邦江さんが言っているのは、二、三日前の地元紙に、私が書いた小文が載ったことを指していた。地元の各放送局で仕事をしているディレクターが、持ちまわりで仕事を通して感じたことをエッセイ風に書くという企画で、私の写真の下に生年月日が記されていたのだ。

「ああ、あれ…」

私が照れ笑いをしていると、邦江さんはしばらく間をおいて言った。

「いや、それがね、私の子供と同い年だと思ったんよ」

「……」

「ほら、私がそういう手術をしたのが昭和三十五年ですからね。もし生まれとったら、あなたと同い年だと思ったんよね」

「そうだったんですか……」

邦江さんは、何か重大なことを告白するかのように、小さい声で恥ずかしそうに言った。私は、その時の邦江さんの表情、ちゃぶ台の上で組んでいた指の動き、それらの全てを覚えている。邦江さんがその言葉を発した一瞬の空気の匂いまでもが蘇ってくる。

嬉しかった。この人は、取材者として彼女の前に現れた私と、三十数年前にこの世に送り出されることなく闇に消えた大切な我が子を重ねている。

これまでの取材のいろいろなことが、その一瞬の間に浮かんでは消えた。

取材を始めて間もない頃、恵楓園で出されたコーヒーが飲めなかったこと。療養所から帰って我が家の三歳の息子を抱き上げる前に手を洗ったこと……。

植え付けられた偏見、差別と闘いながら、なかなかそれに抗しきれない自分。私はいつも、ある種の後ろめたさを引きずっていた。

私は、この人たちと本当に真正面から向き合っているか……。

私は何度も何度も自問自答してきた。一度植え付けられた偏見、差別を払拭することはなんと難しいことか。患者の強制隔離を主張し続けた医者や、その根拠となった「らい予防法」を永く放置した国の罪の重さもさることながら、私もまた、罪を背負っていたのだ。そしてそれは、多分、私だけでなく、私のまわりの多くの人も同じだろう。

しかし……。言い訳ではないが、私は本当にこの人たちが好きだった。

一緒に故郷の山口まで行った長州さんは、私が十歳のときに死んだ祖父の声によく似ていた。井上です、と電話をすると、

「ああ、あんた、最近こんだったな。元気しとるな」

と、必ず気遣ってくれた。そして、「ご主人によろしく」と付け加えるのを忘れなかった。私の夫の顔など見たこともないのに。その実直さは、私にとって、とても懐かしく、嬉しいものだった。

邦江さんにとっても同じだ。私が、「きょうは実家から来た」と言うと、「ご主人とけんかしたんじゃないの。大丈夫なの。やっぱり、親心から心配しますよ」と、私の顔を覗き込んだ。私はなんだか照れくさくて下を向いてしまったけれど。

通うごとに、邦江さんの部屋は、私にとって居心地のいいものとなり、私は息子を、男の子の好きな邦江さんに見てもらいたいと願うようになった。

私もまた、この人たちに肉親の影を重ねていたのだ。

「井上さんは私の子供と同い年ね」

邦江さんの言葉を聞いたとき、私がずっと引きずってきた罪が少しだけ軽くなった気がした。

私は、心から邦江さんに感謝した。

長男の遼を、初めて恵楓園に連れて行ったのは、遼が五歳になったばかりの頃だった。遼は邦江さんを見るなり、「こんにちは」と元気に挨拶した。おもちゃの片付けはできないが、挨拶はいつも上等だ。邦江さんは、今か今かと、家の中と外を行ったり来たりして、私たちが到着するのを待っていてくれた。

「よう来たねえ。さあ上がって」

初めての幼な子の来客に、邦江さんの声もちょっとうわずっている。邦江さんの部屋の、流れの止まった静謐な空気を、遼が一瞬にして掻きまわした。もう何年も、その位置が一ミリも動いていないのではないかと思わせるような、対の置物の並ぶ玄関にウルトラマンティガの運動靴が踊った。左右全く別々の方向を向いて。

「りょうくん、だったかねえ、何歳」

「ごさい」

「何という幼稚園に行ってるの」

「ゆたかようちえん」

「なに組さん」

「ももぐみ」

「食べるものは何が好き」

「すいか」

「あー今まだすいかはないもんねえ。おばちゃん、りんごを買っといたよ」

邦江さんは、遼のために、当時テレビで子供たちの人気を集めていた「カーレンジャー」の人形を用意していた。カーレンジャーは、赤、黄、青、緑、ピンクの五人部隊だ。わざわざ熊本市内のデパートに出かけ、店員さんから話を聞いて、子供たちに一番人気があるという、隊長の赤い人形を買い求めたと言う。

赤いリボンをほどき、包み紙を破って、箱の中から人形を取り出した時、遼の顔はほころんだ。しかし、三秒もたたないうちにその顔色は一変した。

「おばちゃん、なんで赤を買ったとね。遼は緑が良かったのに。緑に換えてきて」

私の不安は的中した。赤い人形を見たときに、どうか起こらないでと心の中で手を合わせて願ったことが現実になってしまった。遼は、赤ん坊のときから、とにかく緑色が好きな子なのだ。なぜそうなのかは母親である私にもわからない。しかし、息子の緑色好きは徹底していて、太陽だろうが、リンゴだろうが、父親の顔だろうが全て緑のクレヨンで描き、遼に甘い実家の父が、傘も、合羽も、長靴も、パンツの隅の小さな柄模様に至るまで、全て緑で揃えているほどなのだ。

「緑がいい。緑の人形を買ってきて」

遼は赤の人形はいやだと言って、とうとう泣き出してしまった。

「今度お母さんが緑を買ってやるから。二つ揃えばすごいよ」

邦江さんの前で大きい声を出すわけにもいかず、私は情けないと思いながらも、なんとか息子をなだめすかし、その場を取り繕った。

　邦江さんが冷蔵庫からオレンジジュースを出してきて遼の機嫌も直ったが、私はそれこそ顔から火が出るほど恥かしく、邦江さんに対して申し訳ない気持ちでいっぱいだった。

「もう帰る」邦江さんの部屋に来て一時間もたたないうちに遼は退屈してしまった。私はほうほうの体で邦江さんの部屋を出た。車に乗りこむと、邦江さんが、「またおいでね」と、遼に手を振った。

「さようなら」挨拶だけはきっちりとこなす息子に苦笑いしながら、私は邦江さんに会釈をして車を発進させた。

　きょうは、私のことを娘のように思ってくれている邦江さんに息子の顔を見せる、という、私にとってはとても大切な日だったのだ。おそらく、邦江さんも私のそんな気持ちをわかってくれていて、今日の日を待っていてくれたに違いない。

「どうしておばちゃんのくれた人形をいらないなんて言ったの」

　私の剣幕に驚いて、遼は赤い人形を握ったまま、後ろのシートでしょげ返っていた。

「ごめんね。五歳のあんたに大人のことがわかるはずないよね。もうちょっと大きくなってから、また、おばちゃんちにこようね」

　そして、六年後。私は長女のみなみを出産した。今度は女の子だったと、病院から邦江さんに告げると、邦江さんは、「まあよかったねえ」と、自分のことのように喜んでくれた。

　そして、しばらくして、お祝いに可愛いワンピースが送られてきた。極めてオーソドックスなデザインの、白地に黄色い小花を散らした、動きやすそうなワンピース。奇抜なデザインや色、柄の子供服を見なれている目には、とても懐かしく、優しい服に感じられた。そして、服には、一通のメッセージも添えられていた。

「おばあちゃんの気持ちを味わいながら服を選びました」

私は、まだ子供の頃、母が親子お揃いで作ってくれた、手作りの服を思い出していた。決して人目をひく服ではないけれど、温かくて、着心地がよくて、きょうは違う服をと思っても、ついつい袖を通してしまう服だ。

みなみが生まれて二か月たって、私はみなみを車の後ろのシートに寝かせて、邦江さんに見せに、恵楓園に出かけて行った。邦江さんの住まいの前で車を止め、おむつや着替えなど一式が入ったトートバッグを肩にかけ、みなみを抱きかかえて邦江さんを呼んだ。

「まあまあ、ようきたねえ、みなみちゃん、さあ上がって上がって」

それまで、車の中でぐっすり眠っていたみなみが、急に起こしたために突然大きな声で泣き出した。

「まあまあ、大きな声ねえ。こんなに小さいのに」

邦江さんが目を丸くした。

そのとき、私は、不思議な感動にとらわれていた。子供の声の全く聞こえない、この死んだように静かな療養所で、赤ん坊の泣き声がこんなに大きく響き渡ったことがこれまであっただろうか。

「もっと、もっと、泣いてごらん、みなみ。ここにいる人みんなに聞こえるように。きっとみんな、将棋や、盆栽の手入れや、片づけものの手を止めて、今、あなたの、そのひばりのような声にじっと耳を傾けているはず。大きな、元気な声を、もっともっと聞かせてあげて」

邦江さんは、みなみの声を聞いて涙ぐんでいた。私もみなみを抱いて、その何かに怒っているかのような口元をじっと見つめていた。

〝太郎〟美術館に行く

二〇〇二年春、遠藤邦江さんに突然、一本の電話がかかってきた。熊本市に新しく美術館ができることになり、その開館記念の美術展に、なんと、あの人形の〝太郎君〟を展示したいとの依頼だった。

「ガラスのケースに入るのだろうか。どうしよか」

邦江さんは心配顔だった。迷いながらも、邦江さんの気持ちは、次第に美術館に協力しようという気持ちに傾いていった。

美術館に行く一週間前、邦江さんは、太郎が美術館で着る服の準備をしていた。部屋の真ん中にアイロン台を置き、一枚一枚ていねいに皺を伸ばしている。邦江さんはスーパーの新生児用品売り場に行き、そこで太郎の服を調達したのだった。新生児の服でさえ、太郎には少し大きめだ。邦江さんは服の手と足の部分を少しずつ切って、太郎にちょうど合うよう補正していた。見ると、十枚近い服の補正が済み、箱の中に畳まれていた。

「随分たくさん買いましたね」

「うん、やっぱりお母さんの務めと思ってね……」

邦江さんは笑った。太郎が美術館に滞在するのは一か月。着替えがたくさんいると邦江さんは思っている。

「それにしても、こうやって太郎の準備をしていたら、母のことを思いだしたんよ。母も、私がここに来るときこうやって準備してくれたから」

邦江さんが恵楓園に入所したのは十三歳のとき。小学校を卒業するのを待って入所したのだ。他の同級生は、中学校の新しい制服を新調した。お母さんは邦江さんのために、紺のジャンパースカートを準備してくれた。セーラー服はないけれど、せめてジャンパースカートだけでもとお母さんは思ったに違いない。それらを柳行李に入れる母の姿を邦江さんはよく覚えている。

「家を出るのは悲しかったけど、そのジャンパースカートはとても嬉しかったですよ」

お母さんは、どんな思いで娘の服を行李に詰めたのだろう。

太郎の出発の日がきた。邦江さんは、たくさんある服の中でお出かけ用の水色の服を選んだ。そしておそろいの帽子をかぶせると、太郎はまるで、生まれた病院を退院する新生児のようになった。

「こうやって見ると赤ちゃんですね、赤ちゃん」

邦江さんが嬉しそうに笑った。そして、太郎を抱っこして膝の上で話しかけた。

「美術館にはたくさんの人が来るから、しっかり、啓発をお願いしますよ」

太郎も笑っている。邦江さんの膝の上に抱かれると、不思議と太郎が生気を帯びてくる。邦江さんの住まいの前に車がとまった。学芸課長（現館長）の南嶌宏さんが太郎を迎えにきたのだ。

「太郎くん、さあ行こう」太郎は初めて、夫婦以外の人に抱かれて家を出た。

熊本市現代美術館の開館記念の美術展は「アティチュード2002」。美術を通して、現代の人間の「態度」を問うてみようという試みだ。太郎の展示は、ハンセン病問題に目を背けてきた私たちの態度を問い直そうというものだった。

そんな太郎の大役に、邦江さんは、太郎をしばらく美術館に預けることを決心したのだ。太郎が家にやってきてからやがて四十年。太郎と離れて暮らすのは邦江さんにとって初めてのことである。

開館前に一度、邦江さんは太郎を伴って美術館を訪れた。南嶌さんの先導でブルーシートの敷かれたほの暗い通路をしばらく行くと少し開けた空間があった。そこに一台のブランコがかすかに揺れていた。

「これに太郎くんに乗ってもらおうと思ってるんですよ」

南嶌さんは楽しそうに笑った。しばらくの沈黙のあと邦江さんがやっと言葉を発した。

「これに？いいねえ、太郎、よかったねえ」

邦江さんは目をしばたたいて、天井からまっすぐに延びている二本のロープと、そして、腕のなかの太郎を見比べた。太郎がブランコに乗る。邦江さんは、南嶌さんの予想だにしなかった無邪気な発想に目を丸くした。太郎がブランコに乗る。ずっと夫婦とともにひっそりと時間を重ねてきた太郎。夫が亡くなってからは、訪ねてくる人たちから身を隠すように、机の陰から邦江さんの暮らしを見つめてきた太郎。その太郎が、こんなに広い空間でたくさんの人の目を集めることになるなんて。

太郎は南蔦さんに初めてブランコに乗せてもらった。しんとした暗がりで、太郎はしばらくの間静かにブランコに揺れていた。

太郎が美術館に行って間もなく、邦江さんの読書机の前の壁に、太郎の写真が貼られた。開館前に太郎を伴って美術館を訪れた際、子供たちの遊び場としてしつらえられた一角で撮ったものだ。小さな木の玉がたくさん入れられた遊び場に太郎が笑って座っている。

寂しいですか、と問う私に対し邦江さんは言った。

「そんな、所詮人形ですからね、皆さんが思っているほどはないとよ。私だってわかってる。でも、もし太郎が話せるなら電話して、きょうはどうだった、って聞いてみたいとも思うね」

永い間、この部屋で、人の目を隠すようにひっそりと邦江さんとともに在った太郎。初めて大勢の人の前に出て目を回しているのではないだろうか。気がつくと、邦江さんの目はいつも太郎の写真を追っている。これまで太郎はいつも、読書机の脇の果物かごの中で邦江さんの様子を見守ってきた。台所と和室のちょうど境目、来客は玄関からまっすぐ入った和室に通されるから、机で太郎は死角になる。永年、太郎の居場所はここだった。新聞に目を通したり、本を読んだり、手紙を書いたり、机に座る時間の長い邦江さんにとってみれば、眼の端にいつも太郎がいたはず。

でも今、いつものところに太郎がいない。

「やっぱり、いつもいるのがいないというのは寂しいですよ。でも、こんな経験は太郎にもこのあとないだろうから、たくさんの人に逢って大きくなって帰ってきてほしいと思いますね」

邦江さんは微笑んだ。

美術展が開幕して二日目、邦江さんは太郎に逢いに美術館を訪れた。太郎は広い会場でひとりブランコに揺られ、静かに空間に漂っていた。

邦江さんは太郎を認めると、足早に近づき、まわりを憚ることなく抱きあげた。

「太郎、泣かなかったね、ね、泣かなかった」

咄嗟に邦江さんの口を突いて出たのは、子供を気遣う母のそれだった。これまで幾度となく邦江さんの部屋で太郎と邦江さんを見ているが、こんなに切実な光景を見たのは初めてだった。所詮人形とわかっている、と言っていた邦江さんだが、太郎はやはり邦江さんの子供なのだ。

ふたりの日常は、永い時間、療養所の小さな部屋で積み重ねられてきたから、異空間に存在する太郎に、邦江さんはとても戸惑っていた。

「よその子供みたい」

邦江さんは、抱き上げた太郎の顔を近づけて見たり、腕を伸ばして離れたところから見ようとしたりした。

孤独を抱きしめる日々

邦江さんにとって、社会復帰は夢物語なのだろうか。十三歳で恵楓園に入所して以来、外の世界で暮らしたことのない邦江さん、これからの人生をどう生きようと考えているのだろう。

邦江さんは、いつも通り、朝は七時に起きて配られた朝食をとり新聞を読む。そして、午前中は自治会の仕事をする。夕方五時には、小さい缶ビールを一本だけ飲んで、またひとりで夕食をとる。そして、長い夜をテレビを見たり、本を読んだりして過ごす。夫が亡くなって二十年近く続いている日常だ。同じことの繰り返しだけど、少しずつ、確かに積み重ねられてきた尊い時間だ。邦江さんはこれ以外の日常を望んでいるのだろうか。

邦江さんの故郷、長崎には今ふたりの姉が暮らしている。長兄隆さんは五年前に亡くなり、実家は兄の子供、邦江さんにとっては甥が跡をとって暮らしている。ふたりの姉とは、邦江さんが発病したときからほとんど行き来がなくなってしまった。「らい予防法」がなくなり、強制隔離政策が誤りだったと国が認めたあとも行き来はない。

ハンセン病問題が大きく動く中、恵楓園では、故郷の親族が園を訪ねてくる様子をしばしば見かけるようになった。一時期、園内にある外来者のための宿泊施設が予約でいっぱいになることもあった。園の内外に大勢の友人がいる邦江さんだが、私が恵楓園を訪ねるようになってここ十年来、故郷から邦江さんを訪ねてくる人を見たことは一度もない。

よく晴れた日。夕暮れの西日が邦江さんの部屋を、温かいオレンジ色に染めていた。

「こんなにテレビでハンセン病、ハンセン病って言ってるのに、電話ひとつかかってこんのよ。ふるさとの姉たちより、社会の人の方が優しいと思うことも多いですよ。でも、やっぱりそれほど家族はまだ厳しい差別の中にいるということでしょうよ」

夕陽を受け、邦江さんの左の頬もオレンジ色に染まっている。

「私が死んだとき、誰も葬式に来てくれないんじゃないかと思うとよ」

邦江さんは、さらりと言った。

「誰でも、子供がいて親がいますよね。家族がいて親戚に囲まれて、その中で暮らしているでしょう……。やっぱり、孤独っていうのが一番辛いと思うとですよ」

孤独。そうだった。邦江さんには親しい身内が誰一人いない。邦江さんがあまりにも優しくて、いつも変わらず明るいから、そんなことすっかり忘れていた。親と離れ、恵楓園で半世紀以上暮らしてきた邦江さん。夫が亡くなったあとは、ずっと太郎を抱きしめてひとりで生きてきた。とても寂しいとき、たまらず悲しいとき、邦江さんは一体どうやって過ごしてきたのだろう。ひとりで生きるってどういうことなのだろう。ずっと前からわかっていたはずのことに改めて気づいて、私は不思議な気持ちになった。

恵楓園では、高齢の入所者は園内に後見人をたて、看病や死後の葬儀、親族への連絡など、後のことを託している場合が多い。邦江さんが後見人となって世話をしている入所者もいる。実の姉たち以上に仲良くしている人も多い。果たしてここを出て暮らしていくことなどできるのだろうか。どこかアパートでも借りてひとり暮らしてみたところで、果たしてその孤独に耐えられるだろうか。

「でもね、私もここで暮らしてもう五十年以上たつけど、一回も外に出たことがないですからね、一回くらいは出て見たいとは思うとよ」。

社会復帰して園を出ていった人たちの近況はもちろん邦江さんも知っている。この先、おそらく園の外で暮らすことはないと思っている邦江さんだが、その人たちの様子を見聞きするにつけ、いつになく自分の心が波立つのを感じている。

らい予防法が廃止されたとき、熊本県が入所者に対し、社会復帰についての意思をアンケート調査したことがある。「社会復帰したい」「今は考えていない」「考えていない」などの答が用意してあったが、そのとき、邦江さんは「今は考えていない」に丸をつけている。

「どっちにしても、もう私はここで生涯を終えるとは思うけど、最初から『考えていない』と答えるのはあまりにも悲しいから、『今は考えていない』に丸をつけたんよ。十三歳でここに来てずっと暮らしてきたからね。そしてもし出るなら、やっぱり長崎に帰りたいと思うとよ。これはもうどうしようもない思いですよ」

故郷で暮らしてみたいという願いと、それがかなえられない現実。単調だけれど平穏に過ぎていく療養所での日々の中で、邦江さんは、いつも割りきれなさを引きずってきたのだ。

故郷へのお忍びの旅

師走も半ばを過ぎた頃、邦江さんと私は車で長崎に向かった。邦江さんが生まれ故郷を私に見せてくれると言い出したのである。聞けば、邦江さんの実家は長崎市内がよく見渡せる高台にあるらしい。長崎市内が一望できるその景色を私に見せたいと言う。

坂の町、長崎。実家は小高い丘の中腹にあった。私と邦江さんは車に乗って、何回か実家の近くを行ったり来たりした。今は甥が暮らす実家は建てかえられ、以前より立派になっていた。

「また建て替えて……」邦江さんは私の顔を見て目を丸くした。

実家の辺りからさらに坂を上っていくと、急に視界が開けた。

正面に長崎市内で最も高い稲佐山。山にはテレビ局のアンテナが林立している。裾野にはりつくたくさんの家々。その下に海が広がり、フェリーがゆっくり行き交う。

長崎の街並みが一望できる最高にいい眺め。邦江さんがこの景色を見せたいと言った理由がよくわかった。邦江さんはこの景色を見ながら毎日小学校に通ったのだ。邦江さんの故郷はなんていいところなんだろう。

坂道を下りきったところには墓地がある。山の斜面に建てられた家々から、老夫婦らが花や水を手に狭い石段を下りて来る。きょうは彼岸だ。

道の手すりにつかまって長崎の街を見下ろしている邦江さんは、この人たちにどのように映るのだろう。遠い街からやってきた観光客だろうか。人々が通るたび、邦江さんは何がしかの挨拶を町の人たちと交わしたけれど、誰も邦江さんを知らないし、邦江さんもまた見覚えのある顔はひとりとしていない。かつてこの町に住み、この坂を毎日上り下りして学校に通った邦江さん。もし病気にならなければ、今もこの人たちと一緒にこの町に住んでいたかもしれない。邦江さんは手すりを握りしめて、子供の頃から見なれた景色をじっと見つめた。

「でも、こうやって見てると、なんかよその街にきたような気がしますよ」

意外な言葉が邦江さんの口をついて出た。社会復帰するなら絶対長崎に帰りたいと言っていたのに。

遥か下。海から街から、絶え間なく音が立ち上ってくる。汽笛、車のクラクション、工事車両の音、人々の喧騒。いろんな音が混じっている。生活の音だ。街も人々も、動いている。

来るたびに変わる故郷。入所する直前まで通った小学校も、場所は変わっていないものの、昔の面影は全く残っていない。顔を正面に向けたまま、邦江さんがぽつりと言った。

「なんか、ふるさとっていう思いが薄れてきたような気もしますねえ」

懐かしくはないんですかと聞くと、邦江さんは前を向いたまま少し笑った。

来るたびに邦江さんはふるさとの変化を感じつづけてきた。故郷を出て半世紀。年を経るたびに、ふるさとと自分との距離は少しずつ広がっていった。親族が結婚して見知らぬ人が家に入ってきたときに。唯一つながっていたお母さんが亡くなったときに。ここにもう帰る場所はないという事実を、この日はっきりと邦江さんは受け止めたようだった。

長い石の坂を首輪をつけた白い猫が降りてきた。猫は永い間、石段の途中にとどまり、私たちの方を伺っていた。まるで異邦人を警戒するかのように、尾をぴんと立てたままで。

帰り道、恵楓園が近づいてきたとき邦江さんは、やれやれ、とため息をついた。

「やっと帰ってきましたねえ」

「遠かったですか」

「恵楓園が見えてきたらほっとしたっていうのか……。悲しいけど、ここが私のふるさとになってしまいましたよ。だって、もう五十五年住んでるんだもの」

故郷で暮らしたのはわずか十三年。親と引き離されてここで暮らし始めてもう半世紀を超えた。長崎から帰って、邦江さんは改めて、生涯、恵楓園で暮らすことを決めた。そうなることは邦江さん自身わかっていたのだけれど、敢えて自分の心を覗くことを避けてきたのだ。

子供もいない。親もすでにない。姉妹たちとの縁は途切れたまま。六十歳を超えた邦江さんに他にどうする術があるというのだろう。

それから間もなくして、南嶌さんに抱かれて、太郎が恵楓園の邦江さんの部屋に帰ってきた。部屋を出て二か月ぶりだ。

「ただいまー」

南嶌さんが玄関の戸を開けると邦江さんは玄関に走った。

「太郎ちゃんお帰り。太郎ちゃん……」

邦江さんは、南嶌さんの腕の中にいる太郎の顔を覗きこんだ。そして太郎を抱いて、辺りを憚ることなく頬ずりした。

「美術館に逢いに行きたかったけど、行けなくてごめんね。お母さんも忙しかった……」

邦江さんは目に涙をいっぱいためていた。

「きょうからまたお母さんと一緒」邦江さんは太郎を強く抱きしめた。

南嶌さんと美術館の若い女性学芸員たちは持参したケーキをテーブルの上に広げた。静かだった部屋が急に華やいだ。

南嶌さんは展覧会の期間中、閉館の時刻になると太郎が寂しくないようにとブランコから太郎を事務所へ移し、また朝になると会場に連れていってたそうだ。美術展にはたくさんの人が訪れ、子供もお年よりも太郎の背中を押し、ブランコを揺すった。邦江さんは、そんな太郎の美術館での様子を、我が子の学校での生活を聞くかのように、そうですか、そうですか、といちいち感心したり、驚いたりしながら聞き入っていた。

小一時間ほどして皆が帰っていくと、いつもの静かな部屋に戻った。邦江さんは、太郎を膝に乗せ、太郎の両手をそっと握った。

太郎がほほえんだ。不思議だ。邦江さんが手足を優しく動かしてやると、太郎は今度は大きく笑った。私は目を丸くして邦江さんと太郎に釘づけになった。ガラス越しに冬の陽射しが差し込んで、邦江さんと太郎を明るく包んでいる。

「太郎が帰ってきたから、やっと落ちつけますよ」

邦江さんの膝の上で、太郎は心から安心したかのような表情だ。邦江さんと太郎の二人の静かな生活がまた戻ってきた。

押し寄せる高齢化の波

邦江さんが体調を崩していると聞いて、駆けつけてみると、部屋の半分を占領している大きなベッドに驚いた。急に激しいめまいに襲われて尻餅をつき、十日ほど入院していたという。この部屋に通い始めて十年余、見なれた部屋は大きなベッドの出現でその様相は大きく変わっていた。ベッドの大きさに圧されるように私の胸もつまった。

帰り際、玄関にも見慣れないものを発見してはっとした。それは新しく取りつけられた手すりだった。

「福祉課の人に頼んでつけてもらったとよ。何となく怖くなってね」

玄関の上り下りにも少し不安があるという。

邦江さんにはいつまでも元気でいてほしいと私は願う。しかし、時間の波は静かな療養所をも確実に洗っている。

久々に銀杏寮の中山弥弘さんの部屋を訪ねた日は、この冬一番の強い寒波が日本列島に居座っていて、外はちらちら雪が舞っていた。中山さんは庭から陽射しの差し込む部屋の真ん中に座り、キリスト教の講話のテープを聴いていた。

こんにちは、と声をかけると、やあ久しぶり、とカセットテープを口でとめた。

今年七十六歳になる中山さんはとても元気で、穏やかな表情も優しい声音も全く変わりがない。明るいレモンイエローのポロシャツを身に着け変わらず元気そうだ。

近況を尋ねていたとき部屋に老齢の女性がやってきた。私に会釈をして、女性は中山さんに向き直った。

「今年はふたりだけだから、取り止めになりました」

「ああ、そうですか……仕方ないですねえ」

中山さんは残念そうだった。聞けば、毎年開いている新年の句会が今年は取りやめになったとのことだった。句会のメンバーがここ数年で次々に亡くなって、今年参加できるのがこの女性と中山さんのふたりとなってしまったのである。句会がとりやめとなったのは初めてのことだ。去年一年間に園では五十人が亡くなった。その中には句会のメンバーが八人、そして中山さんが会長を務めている盲人会のメンバー十一人も含まれている。

「寂しいですね」

「うん、寂しいね」

中山さんはため息をついた。

「でも、だからこそ、少しでも前向きに、元気に生きていきたいと思うんですよ」

長州さん、やっと老母と再会

四年前の秋、恵楓園恒例の文化祭でのこと。文化祭には入所者の絵画や短歌、俳句、盆栽などの作品が多数展示され、作品を見に恵楓園を訪れる人も多い。私は会場の恵楓会館の玄関にいた。

「ちょっと、あんた」呼ばれて振り向くと、長州次郎さんだった。

「あんたに報告せんといかんことがある」

「何ですか」

「お袋に逢ったたたい」

「え、本当ですか」

私は思わず大きな声をあげてしまった。だって、お母さんと再会することは長州さんの若い頃からの悲願で、それが何十年も果たされないままだったからである。

長州さんは私の反応に勢いづいて、急に饒舌になった。

「逢った、逢った、元気にしとったよ」

「えー、そうだったんですか」

「お袋の胸にすがりつきたかったけど、ばあさんじゃから、そこまでせんかった」

長州さんは冗談半分、笑いながら続けた。何十年も待ちに待って遂に母親と再会したのだ。

「お母さん、お元気でしたか」

「ああ、とても元気でな、安心したよ」

お母さんはもう百歳に近いはず。どこでどんなふうに逢ったのだろう。

長州さんは、その年の七月にも開催された山口県の里帰りに参加した。そのときに母親と待ち合わせて再会したという。

長州さんは昭和十七年、十五歳で恵楓園に入所した。戦後間もなく、外出許可をもらって二回だけ実家に帰ったことがあるそうだが、妹が結婚して婿を迎えてからは一度も家に足を踏み入れていない。

実家は山陽本線の線路から百メートルのほどのところ。真冬、夜行列車に乗ってデッキから遠く生家の灯りを眺めたこともある。寒空に漏れる温かい灯りは手に取るように近い。その光を見つめ、冷たい夜のデッキで長州さんは泣いた。

山口県主催の里帰りの旅に参加して、墓のある丘から実家を見遣った日。ひとときもまぶたから消えたことのない生家。きのうが花祭りだったから母は仏間で来客用の茶碗を片付けているはず。声を出して呼べば聞こえるところに母親はいるのに、いつだって長州さんはその声をじかに聞くことも、懐かしい肩にふれることも許されなかった。

「おふくろはどんな風に変わっているだろう」

長州さんは期待と不安で胸が張り裂けそうになりながら待ち合わせの場所に向かった。

そのときお母さんは九十九歳。老いた母親を見て、長州さんは申し分けないという気持ちでいっぱいになったという。

「申しわけない気持ち、ですか」

意外に思って聞き返すと、長州さんは至極当然、といった表情をした。

「そりゃあそうさ。病気にかかったばっかりに親孝行もできんで。妹に婿をとって家を継がせるようなことになってしもうて。お袋に申しわけなくて、申しわけなくて……」

長州さんは何度も、母親に申し訳ないと繰り返した。病気になったのは長州さんのせいではないのに。

長州さんの方は、それまで、母親が送ってきた写真を何度か見たこともあったけれど、母親はそれこそ、息子の姿を見るのは五十年ぶりだ。

長州さんは山口県の担当の人が手配してくれた車の中で妹さんと三人、水入らずで三十分ほどを過ごした。長州さんとお母さんが後ろのシートに座り、妹が助手席に座っていた。

互いに詫びあう親子

お母さんはずっと長州さんの手を握り、ごめんなさい、と繰り返していた。

「ごめんなさい、ごめんなさい、ごめんなさい、三十分、それぱかりじゃ」

母親は、一枚の大きく引き伸ばした写真を袋から取り出して長州さんに渡した。それは、実家の家族写真だった。お母さん、妹、そして、長州さんの代わりに後を継いで一家の当主となっている婿、その子供たち、そしてさらにその子供。総勢十三人の家族が、その写真に収まっていた。

「こんなに増えて……」

長州さんは胸が熱くなった。本来ならば、その中心にいるはずだった長男である自分。自分の横には妻がいて、子供がいて、そして孫もいるはずだった。しかし、長州さんの姿はその家族写真のどこにもない。その中のほとんどが長州さんの存在すら知らない。

でも、長州さんには家族を恨む気持ちは微塵もない。ただただ、一家が安泰に暮らしてきたことを神様に感謝するような心持ちだったのだ。

「我慢してよかった。」

長州さんは心からそう思った。そしてこの家族写真を心の支えに、これからも恵楓園で生きていこうと心に誓ったという。しかし、母親はその写真を長州さんにくれなかった。長州さんの手から取り戻すと、再び手提げ袋にしまいこんだのである。

「くれんじゃったなあ……」

　長州さんは苦笑した。

「お袋は自分の写真は送ってくるくせに、妹や婿や孫の写真はくれんね。この写真を俺に渡すとまだまだ危ないと思ったんじゃろう」

　長州さんにとっては甥にあたる、妹の子供たちの将来を考えて、母親は写真をくれなかったんだろうと長州さんは推測する。万が一にも、肉親にハンセン病を病んだ人間がいることがわかると子供たちの将来に障ると母親は思ったのだ。

「用心深いよな。たぶんワシの病気がばれないように、ばれないようにと、それ一心で生きてきたんだろうと思う。ワシに犠牲になってほしいということじゃろう」

　別れるとき、母親が長州さん言った言葉はこうだった。

「すまんけど、これからもこういう状態にしてください。一生の頼みです」

　頭を下げる母親に、長州さんは大きくうなずいた。

「わかりました。一生、家に迷惑をかけることはないから、どうぞ安心してください」

　そう言って、長州さんは、母親の手を握り返した。

「家に迷惑はかけないから、安心してください」。長州さんのその言葉が、母親への最後の言葉となった。お母さんは長州さんとの再会の半年後、亡くなったのである。

「まだ帰れんとよ……」

「実は癌だったとよ」園の中の文化会館の囲碁クラブで、長州さんは教えてくれた。
「ワシはあのとき、何にも知らんだった。元気そうだったし。駐車場に車止めがあったけど、それをちゃんとまたいでいて、これならまだあと五年は大丈夫と思ったたい」

しかし、お母さんはそのとき、放射線治療を受けていたのだ。そのことを長州さんはあとで知る。二月のある日、実家の妹さんから電話があった。

「お兄さん、心を落ち着けて聞いてください」

一週間前に母親が癌で亡くなったこと、初七日が無事済んだこと、お母さんは安らかに旅立ったことを妹さんは順を追って静かに話した。

「悲しいというより、悔しくてね……」

長州さんは長男である。本来ならば、母親の葬儀も自ら取り仕切る立場だ。それなのに、その死も知らされず、葬儀はもちろん、初七日が終ってからしか連絡がない無念は推し測りようもない。これまで何度も似たような思いはしてきたが、今度は、何十年も思いつづけた母親との別れである。妹の婿や孫たちには長州さんの存在を知らせてないので葬儀によぶこともできなかったのである。妹さんも、辛かったに違いない。

親の死を知らせてもらえない。葬儀にも出られない。十年前、恵楓園で取材を始めた頃、そのような話は多く耳にした。しかし、この十年の間に「らい予防法」は廃止され、国の過ちは皆が認めるところとなったのにである。ハンセン病問題にこのような進展があってもまだまだこんな現実がある。

「熊本銘菓の五十四万石、デコポン、八代の晩ぺいゆ、植木すいか……。送ってやりたいものはたくさんあった。でも送れなかった」

長州さんは、鼻をぐすりとならした。お母さんが亡くなった翌年、妹の夫も癌で亡くなった。今、実家には妹さんがひとりで暮らしている。もう誰に憚ることなく生家を訪ねてもいいでしょうという私に対し、長州さんは強く首を横に振った。

「まだ帰れんとよ」

もし帰ったら、近所の人に姿を見られるかもしれない。そうなると、妹の子や孫たちに迷惑がかかるかもしれない。長州さんは今度はそのことを案じている。

十年前、取材を始めた頃を思い出した。訪れるたび、母親に逢いたいと繰り返す長州さんに、私はしきりに逢った方がいいとすすめた。しかし、長州さんはいつも強く首を横に振ったものだ。

「それはできん。家には絶対帰れない」

十五歳で家を出てから六十三年。少年だった長州さんは大人になり、そして年老いた。遠く熊本から、故郷の山口をいつも見つめて生きてきたのだ。帰ってくるなと言っていた母親が亡くなり、長州さんの存在を知らない妹婿も亡くなった。今さら何の支障があるというのだろう。生家に帰って仏壇にお参りすればいいじゃないですか、お墓にも参ればいいじゃないですか。思わずそう言って詰め寄る私に、長州さんはやはり、力なく首を横に振るばかりだ。

長州さんと母親との最後の約束を思い出した。家には一生、迷惑をかけないから安心してください……。

「ワシが誓ったから、安心して逝ったと思うたい。だけん、絶対裏切るわけにはいかん」

「あんた、来年は戌年だけど、戌の刻は知っとるな」

えーと、と考え込んだ私に、長州さんが言った。

「午後七時から、夜九時の間たい」

「……」

「じゃあ、戌の方角は」

またまた首をひねる私に、長州さんは不満そうに言った。

「あんたはもっと暦を勉強せんといかん」

「……」

「戌の方角は、西北西」

「西北西……」

「そう、浄土の方角たい」

「……浄土」

「そう。今年、恵楓園で何人死んだと思うな。ちょうど五十人亡くなった。今四百八十人くらいおるけど、これから加速度をつけて減って行くよ。戌と聞いて、ははあ、よく言ったものだと思うたよ」

いま長州さんは七十八歳。初めて逢ったとき、長州さんはまだ六十代だったのだ。十五歳で旧制中学の制服制帽姿で恵楓園に入所してから六十三年。長州さんの顔を私はまじまじと見た。十年後も、私はこうやって長州さんと話をしているだろうか。

「毎日晩酌するたい。缶ビール一本と、焼酎一合。少しだと酒は薬だけんな。魚、肉、野菜を食べて、できるだけ健康でいたいと思うよ」

社会復帰したい一念で

毎月、入所者自治会の機関誌「菊池野」が送られてくる。菊池野編集部の好意で、随分前から送っていただいている。「菊池野」には、ハンセン病問題をめぐっての、その時々の自治会の見解や各界からの寄稿、入所者からの聞き書き、短歌や俳句などの文芸が毎号載せられている。

私が真っ先にページを繰るのが短歌のページ。山本吉徳さんの短歌を毎月楽しみにしている。なぜ山本さんの短歌に惹かれるかと問われたら、ハンセン病を病んだ人の、自らの命を見つめる極限の思いが、歌を通して伝わってくるからである。山本さんは、一貫して短歌に、療養所での自らの生をうたって来た。並んだ三十一文字は山本さんの血管そのものである。抑えきれない気持ちの昂ぶりや深い思念で、常に高く低く脈打ち、齧ってみれば、血が噴き出す。

山本さんは三十四歳のとき、第二のプロミンと言われたリファンピシンの副作用で、両の眼の視力を失い、全身の神経痛、手の拘縮、足関節下垂に襲われた。それまで園内の売店での患者作業や自治会活動に精を出していたが、一転、闇の世界に引きずり込まれた。

癒ゆる願ひに服みつづけし新治療薬その反応に両眼失ふ
嫌ですと拒めず処方に従いし弱さが一生の悔いとなりたり

山本さんの住まいを訪ねたのは十二月。妻の幸子さんが明るく迎え入れてくれた。若々しくてとても魅力的な奥さん。山本さんはこたつに静かに座っていた。

山本さんは、一九九五年（平成七）年から、喉の麻痺で食べ物を飲みこむことができなくなり、流動食を鼻からのチューブで体内に流しこんでいる。味覚はあるけれど、食べ物を味わうことができない。流動食の注入は、朝六時二十五分、十時十分、午後二時三十分、夜七時の一日四回。それぞれ九十分かかる。これに加え、一日四回の胃潰瘍の点滴注入もあるから、一日の多くの時間を山本さんはこうして静かに部屋で過ごしている。傍らで幸子さんが細かに夫を介助していた。

山本さんは二十三歳のときに恵楓園に入所している。患者作業として働いていた園内の放送部で四歳下の幸子さんと知り合い、二十五歳で結婚した。もともと軽症で社会復帰を望んでいたが、菌がなかなか陰性にならないことで、リファンピシンを繰り返し投与、その副作用で光を失い、同時に社会復帰の夢も失った。故郷の町では、消防士の職も決まっていた。一日でも早く社会復帰をしたいと望む一心で服用した新薬。しかしそれは山本さんの運命を全く逆の方向に変えた。

特効薬プロミンやリファンピシンは、ハンセン病に苦しむ入所者たちに福音となったが、一方ではその副作用に苦しむ人たちもいる。

失明歌人のうた生

短歌を詠み始めたのは山本さんが失明して間もなくのこと。幸子さんが、思いを吐き出す手段になればと夫にすすめた。

「その廊下にね、夕陽があたってきれいだったんですよ。夫にこれをまとめたら、と言ったんです」

そのときに山本さんが詠んだ歌がこれだ。

祈りても足踏みならし叫びても剝離せし目に明暗はなし

当時山本さんは光を感じる程度の視力は残っていた。見えない夫に、美しい夕陽を短歌に詠めとは、幸子さんの思いは奈辺にあったのか。ずっと傍らにいて山本さん本人と同じくらい、ひょっとしたらそれ以上に痛みを感じつづけてきた妻は、夫に苦しさを少しでも軽くする手段を与えたかったのかもしれない。

以来、山本さんは、心の中に溜まり続けていた澱を歌に吐き出すようになる。

喜びは物を見ものを食ふのみと思はねど心を風の吹き過ぐ
否定すれば無に帰す己を侘しめり病み病みて過ぎし六十四年を
失明して三十年凍みつきしごと動かぬ吾の心の時計
月面に人降りたちし映像を見て三年後わが眼つぶれし
見えず食へず四肢萎えて耳さへ衰ふる己かなしく己いとほし

留守居して知る冷房機の作動音あばらを抜けて心に響く

「失明してから、時間が止まっているんですよ。でも、歌に吐き出すことで、狂わずにすんだんです」

山本さんは知人のすすめで、一九七三（昭和四十八）年「檜の影」に、そしてその翌年には「アララギ」に入会、数少ない同人のひとりだったが、十年前、アララギは終刊となった。目の不自由な山本さんの代わりに妻が目の前の光景をこと細かに描写し、夫の歌を代筆した。山本さんの創作は、全て妻との二人三脚だった。

山本さんは、チューブから栄養が体内に少しずつ流しこまれる間は部屋でじっと過ごさねばならない。その時間が、山本さんの創作の時間となる。

「動けないでしょう、でも心は動かせる。心を精一杯動かして、歌をつくるんです」

療養所の一室で過ごす時間、そして、妻との日課である園内の散歩が山本さんの今の世界の全て。しかし、心は宇宙にまでも飛ばして歌をつくる。

後遺症に関はりのなく動かせる心に喜びを探すにち日

身辺の音に匂ひに湧く思ひ時には色をも伴ふ思ひ

鬱屈の心は解けて風に乗り空に散りゆけ今日は梅雨晴れ

無気力に迎へを待ちていられるか心を燃やせ命を燃やせ

奔放に動かし得るは心のみか今宵は帰る因幡の村に

「らい予防法」の廃止、国家賠償請求訴訟の勝利、また、ホテルの宿泊拒否事件と、ハンセン病をめぐる社会的な動きに対しても、山本さんは丹念に三十一文字にときどきの思いを表現している。

待ち待ちしこの年明けを喜びて管より注ぐ赤酒少々（らい予防法廃止）

「安らかにお眠りくださいお父さん」国が控訴を断念しました

よころびの電話や手紙を待ち待つに親族からはひとつとして来ず

療園に残れる御骨故里に還らねば我らに終焉は来ず（国賠訴訟勝利）

好きで病む者はいません豚の糞以下と誇らるいのち悲しき

ＤＮＡはあなたと同じ人間ですモンゴリアンです日本人です（ホテル宿泊拒否事件）

二度目に山本さんを訪ねたのは、一月二十八日。

「今年はつぐみの声をまだきかないね」

山本さんがぽつりと言った。低い、とても深い声。

「それから、蠟梅が咲くのが遅い」

庭の蠟梅は、すがすがしい香りを辺りに放つ。

「補聴器からの音と、乏しい嗅覚を総動員しています」

山本さんは、全身で、季節を、人を、世の中を感じとる。

山本さんに話を聞く間、幸子さんがずっと傍らに座って夫の言いたいことを精一杯代弁していた。幸子さんは、薬害で失明した夫を身体を張って守ってきた。この数十年間、ずっと一日中夫と向き合い、その苦悩を目の当たりにしてきた。天性の明るさと強さで、夫を支えてきたのだ。

苦になる日と苦にならぬ日があるといふ妻に護らるわが生長く
死ねと言ひて狂ひし如く怒りたる妻に支へられ今日も過ぎたり
「この人が死んだら私はひとりになってしまうでしょう。孤独になりますよねえ」
幸子さんは山本さんを見て言った。
かつて放送部にいた頃、夫はとてもいい声をしていたと笑う幸子さん。長島愛生園の中にある愛生高校に通っていた頃、夫はとても成績がよかったと語る幸子さん。幸子さんにとって山本さんは自慢の夫だ。
哀しみに打ち勝ちてこそ開かれむ明日を思ふ我ら二人の
腕を組み歩みてくるる妻がゐる悔ひなく生きむ残る命を
不幸せと思ひゐる吾は愚か者支へくるる手のかく温かきに
身障に負けて羞恥を失ふな人の誇りを自尊を保て
厳しい寒風にさらされる、剥き出しの命。身を切るような寒い空気のなかで、ふるふると震える、冬の花のような命。
私は、山本さんに、山本さんの庭に咲くあの繊細な蠟梅を重ねる。一番寒い季節に、それでも間もなく春が到来することを毅然と告げる蠟梅。ガラス細工、もしくは繊細な砂糖菓子を思わせる蠟梅は、壊れやすくはかなげだけれど、しかし、その香りによって強くその存在を主張する。すがしい香りを周囲に放ち、命の強さ、美しさ、尊さを主張して譲らない。

「外にはいろんな音があるなあ」

二〇〇二年、療養所から社会復帰する人たちへの生活費の援助も始まった。「らい予防法」の廃止直後には恵楓園で社会復帰した人は皆無だったが、次第に社会復帰する人たちも出始め、これまでに五十五人が社会復帰した。

十年前、私が恵楓園に通い始めた頃、渉外担当としてラジオ番組の出演者の交渉に力を尽くしてくれた中修一さん（六三）。誰より社会復帰への想いの強かった中さんは、第一号として園を出て、県営住宅で暮らし始めていた。テレビや新聞は引っ越し作業をする中さんや、「外」で暮らし始めた中さんを追いかけた。

ひと月ぶりに園を訪れた中さんは、自治会事務所で笑いながら皆に自分の近況を話していた。中さんは、よく日に焼け生き生きとしていた。黄色のポロシャツがよく似合っている。園にいた頃とずいぶん印象が違う。

「毎日近くの公園を散歩しよるよ。子供の声、動物の鳴き声。外はいろんな音があるなあ」

社会にあふれるいろんな音。朝目覚めたときに特にそれを感じるそうだ。

「三度三度食事をつくるのはもちろん大変だけど、でも、生きている、って実感があるよ。社会に出たら自分で生きていかなくてはならないってことがよくわかった。黙っていても誰も何もしてくれないから。ここ（園）では生かされていた、とつくづく思うよ」

ひとつひとつの言葉に、社会の中で生きている自信があふれている

「一日でも健康で長生きしたい。今はそれだけを願っとるよ」

若い頃から、血の出るような想いで願いつづけた社会復帰。六十を過ぎてやっと実現した今、中さんはかけがえのない今の暮らしを大切に大切に、手のひらの中に包み込んでいとおしんでいる。

やすらぎ総合会館で物故者に手を合わせると、中さんは車に向かった。

「雨があがってよかったな」

さっきまで降っていた小雨があがって薄日がさしている。中さんは明るい表情で、運転してきた車に乗りこみ、ドアを閉めた。静寂を破って、パタン、と軽い音が辺りに響く。

中さんは、じゃあまた、とガラス越しに笑って手を振った。中さんの車が、恵楓園の厚い壁の間を軽やかに走り抜けた。

新しい生活を始めた中さんの様子は、ニュースの特集などでしばしば放映された。しかし、中さんのように社会復帰する人たちはほんの一握り。恵楓園の多くの人たちにとっては、正直、無縁の世界だ。この時点で平均年齢は既に七十歳を超えており、故郷の親類、縁者などが受け入れる体制がないと復帰は到底無理な話だ。

シンガーソング・ライターの宮里さん

宮里さんは五十歳。ハンセン病を病んだ人たちの中では最後の世代だ。宮里さんは沖縄の出身。社会復帰し、シンガーソングライターとして、今、熊本を拠点に活動している。

宮里さんの自宅近くの居酒屋で、泡盛を呑みながら四時間近く、音楽のこと、自身のこれまで、そしてこれからについて、熱く熱く語ってくれた。口をはさむ隙もないくらい。ものすごいパワーに圧倒されっぱなしの、あっという間の四時間だった。

宮里さんの番組をつくりたいと思っている、と居酒屋のマスターに言うと、「いいですね。我々も、もっともっと売り出したいと思ってるんですよ」と嬉しそうに言う。宮里さんは、この居酒屋の常連。週に三回くらいやってくるという。この店でライブをやったことがあって、そのときの写真が壁に貼ってあった。店のお客もマスターも宮里さんの心強い応援団だ。

宮里さんは、沖縄で生まれた。八歳で発病し、沖縄にある国立ハンセン病療養所、沖縄愛楽園に入所した。小学校卒業と同時に退所。そのとき、入所者のひとりが宮里さんに言った言葉が、宮里さんをのちのちまで苦しめることになる。その人はこう言った。

「ここにいたことは、人には絶対に話すな」

沖縄の大学に進学したものの、後遺症の神経痛が悪化、卒業を目前に再び療養所に戻ることになる。宮里さんは絶望した。死ぬことも、本気で二度考えた。しかし、十六歳で始めた音楽が宮里さんを救った。

「療養所の部屋を締め切ってね、ひとり、叫ぶように歌ってました」

その頃車椅子に乗っていた宮里さんは、車輪を両手で押していて指をいためてしまう。今でも、左手の小指と薬指、二本の指にはあまり力が入らない。だから、宮里さんは三本の指でギターの弦を押える。

宮里さんが私の腕を親指と小指の二本の指でつかんだ。

「このくらいしか力がないんですよ。たったこのくらい」

力を込めながら、宮里さんの目は真剣だった。

「もし、こんなふうになるとわかっていたなら、もっともっと用心していた。でも、誰も教えてくれなかった。こうなるから注意しろと誰も言わなかった。音楽やる人間にとって、指が使えないというのは致命傷なんです」

宮里さんが押さえた指の感触は細くて鋭くて、しばらくその感触が私の腕に残った。その指は細いのだろうか。その指をそっと見てみると、特別細い指ではない。

私は宮里さんに気づかれないよう、自分の二本の指で、自分の腕の同じところを押さえてみた。力いっぱいやってみたら、宮里さんの指より力はあったけれど、その力はとてもぼやけ、ばらけていて、とてもとてもあの鋭さはなかった。

宮里さんは、ひっきりなしに煙草を吸う。アメリカンストライク。大変なチェーンスモーカーだ。

「煙草よく吸うなあと思って見てるでしょ。でも声には、関係ないんです。しかし、長生きはしないかもしれんね」

宮里さんの声はとても伸びやかだ。歌詞はどれも自分の生への思いが詰まったものばかり。しかし、どの歌もすんなりと耳に入ってくる。重苦しさは全くない。風のようだ。

我執

愛することができないと
一人の道を選んできた
それが僕にできることだと
安らぐ時はいつの日かと
声に出せない人生が
今の僕にあるならば
歌うことができるから
この道いつまでも歩いてゆこうか
この道どこまでも歩いてゆこう

歌は宮里さんそのもの。同時にまた、ハンセン病も宮里さん自身なのである。かつてハンセン病を病んだという事実を直視せずして、歌作りはありえなかった。自分自身やファンに対してどこかあいまいにしてきた部分。宮里さんはこのジレンマにずっと悩んできた。あの日、小学校を卒業するとき、入所者の先輩から、病気であることは他人には絶対に言うなと言われたことが、宮里さんの心に重い蓋をしてきた。かつてハンセン病を病んだという事実を封印してきたのである。

新聞社に就職したあと、三十代で結婚、子供もひとりもうけた。しかし、二〇〇一年に家庭は壊れた。逃げるように再び療養所に戻る。出て行きたいと願いながら、社会で何度も挫折し、また戻らざるを得なかった日々。失意のなか、再びひとり部屋にこもる毎日が続く。

その後間もなく転機が訪れる。国家賠償請求訴訟で原告が全面勝訴したのだ。今度こそ何かが変わるような、自分自身が変わることができるような熱い気持ちがぐんぐん湧いてくる。間もなく原告となり、闘いの輪に加わる。控訴断念を求めて首相官邸前に詰めかけた入所者や弁護団、支援者たち。その中に宮里さんもいた。

宮里さんの一枚目のCD。ジャケットは、熊本城の「不開門《あかずのもん》」にひとり立つ写真だ。城の鬼門である北東に位置し、ほとんど閉じられたままだった不開門。

開かない門なら、じゃあ自力で歩き出してみせよう。ジーンズ姿で門の前に立つ宮里さん。この写真は自動シャッターを使って自分で撮影したものだ。

「これは新しく歩き始めた自分自身を、まず知ってもらうためのCDなんです」

翌年四月、判決のあった熊本で、宮里さんは「生きなおし」と銘打ったコンサートを開く。集まった人たちの前で初めてハンセン病をかつて病んだことを話した。そして自作の歌を、懸命に歌い上げた。

「僕はハンセン病の中の歌ではなく、ハンセン病を出て行く歌を歌いたいんです」

宮里さんはそれまでの自分と決別した。そして熊本で、新しい一歩を歩き始めた。

今、宮里さんは二枚目のCDの構想を練っている。

「一枚目よりもっとストレートに、自分の思いを伝えるようなものに作り上げたいと思っています」

今度は、「五月の街」を中心に製作するつもりだ。五月の街。判決が出たのが二〇〇一年の五月十一日。宮里さんにとっては人生の転換点となった瞬間だ。

五月の街

遥かな夢だけを　追いかけてきたんじゃない
穏やかな幸せだけを　僕は願っていた
いつの日か秘めた哀しみを　乗り越えようとして
孤独な自由らしきものに　きっと憧れていたんだろう

解かれる日々を望んできた
置き去りにした歌も葬ろうとした
許されない時代を風のように生きてきた

時代に流されてたどりついた街の路上
こみ上げる怒りやるせない　見上げた薫風の空
空の果てまでとどろいてゆく　怒号とシュプレヒコール
立ちはだかる扉の前　僕は座りこんでいた

何かが変わる　閉ざした心に
うつむいたままでは　いられない
遅すぎた陽の光が　少しずつ射してくる

夜のとばりに　煌いた雫
飛びこんだニュースに　どよめいた部屋
ガラス窓の外は雨五月雨の街　東京

待ちわびた朝焼けの空に　溶けてゆく心の鎖たち
今扉は開かれてゆくのだろう
失った家族の絆と　忘れかけた故郷の空
取り返せる人生なら　もう一度生き直したい

宮里さんは自力で壁を越え、しっかりと自分の道を歩いている。もう、絶対に振り向かない。もう後戻りはしない。

おわりに

かって壁のあった白樫の生垣の辺りを歩く。植えられた頃は、葉も少なく、まわりの光景に馴染まない気もした。しかし、今では驚くほど丈が伸びみっしりと葉をつけた。一枚一枚の葉が暑い夏の陽を跳ね返し、樫の高木から降り注ぐ蟬時雨をしっかりと受け止めている。

「らい予防法」の廃止、裁判、宿泊拒否事件と、たくさんのできごとが立ち現れては行き過ぎる中、入所者と同じように驚き、立ち止まり、あっけにとられ、喜びながら、ぼちぼち自分のペースで、療養所を訪ねてきた。生来、無精で飽きっぽい私が、こんなに長くひとところに通うことになろうとは、取材を始めた頃は想像もしなかった。

恵楓園を取り囲む厚い壁。壁は壊れたけれど、人びとはまだまだ偏見・差別の厳しいなかを生きている。見えない壁に阻まれているのだ。心穏やかに暮らす日はまだまだ遠い。

しかし、彼らはただじっと黙して潜んでいるわけではない。自らの中で、その見えない厚い壁を越えようとしている。ふるさとの古木に自らを託すことで、確かに生きてきた痕跡を残そうとしている。壁のなくなった光景を描きながら、自分の人生のこれまでを反芻し、これからを自らに問うている。実際に自力で壁を越え、歩き始めた人もいる。

壁のない風景にじっと目を凝らしたとき、図らずもそこに見えてきたものは、そこに生きる人いのちの生の確かさだった。いや、それにとどまらない。

嬉しさも辛さも寂しさも、全てが中くらいの凡庸な人生を送っている私などには想像もつかない、すさまじい荒波の只中に投げ込まれた人びとである。

流され、揉まれ、圧され、みなぞこを転がった後、静かな砂浜で繰り返し繰り返し、波に洗われる。永い永い時間の経過のあとで、そこに立ち現れたのは、人間の強さ、素晴らしさ。生きること、とりわけ、生きつづけることの尊さだった。

嫌われ、追われた故郷であるのに、ひとたびその記憶をキャンバスに映せば、それはそれは美しい風景であったり、深い孤独の闇に在るのに人を限りない優しさで包んだりする。この十年余り、私が療養所の人びとに逢いたいと思いつづけたのは、彼らの持つ、人間のある種の到達点に惹かれつづけたからに他ならない。死と隣り合わせにぎりぎりのところで生きてきた人びとが垣間見せる、人としての未知の部分に触れる喜びだったような気がしている。

恵楓園の空家にひっそりと保管されてきた数々の絵。これまで人びとが描いてきた絵画や短歌は、後の世に、「生きること」「生きてきたこと」を伝えることになるだろう。

二〇〇五年、私は絵画クラブ金陽会の作品を題材にしたドキュメンタリー番組（ムーブ2005「いのちの絵画」）を制作した。金陽会の作品は、熊本市現代美術館でも、二度、作品展を開催しているし、テレビや新聞などのメディアでも取り上げられてはいるが、もっともっと広く多くの人に知ってもらいたいという思いから、本という形で出版することを思い立った。とは言え、もともと絵画など芸術の分野には疎く、私ごときが絵に添えて文章を書くのははなはだおこがましいのだが、作品の素晴らしさが全てをカバーしてくれるだろうと腹をくくることにし、脱稿した。

私は、二〇〇〇年に最初の五年間の取材記『孤高の桜』（葦書房）を上梓している。今回、この『孤高の桜』を大幅に修正し、さらにその後の五年間の取材記を加え、一冊の本にまとめることになった。

まずこの十一年間、いつも変わらず、私を温かく迎えてくださった療養所に暮らす皆さんに感謝申し上げたい。十年ひと昔と言うが、十年前の昔も今も、私にとってはとても大切な方々である。皆さんから、私は本当に多くのことを学ばせていただいた。

今回の出版にあたっては、入所者自治会、「菊池野」編集部に貴重な資料を長期にわたり貸していただいた。また、前著にひき続き、元自治会長の太田明さんには記録として撮りためておられる写真を提供していただいた。金陽会の吉山安彦さんには、作品の制作や絵画展の準備でお忙しい中、いつも私の急な申し出を快くきいていただいた。

そして、前回にひきつづき、また貴重な出版の機会を与えてくださった弦書房の三原浩良氏にも、深くお礼を申し上げたい。仕事、そして、自らの子育てとの両立がうまくいかず、なかなか原稿のすすまない私を気長に待って、励ましてくださった。「慌てず、じっくり取材をしてください」と記された年賀状をパソコンの前の壁に張り、文章がすすまなくなると、それを見あげ、自分を励ました。

そして十一年前、初めて恵楓園を訪ねたときからずっと、番組制作を指導、助言してくださった、私の勤務する熊本放送の先輩、同僚の皆さんにも心からお礼を申し上げたいと思う。特に番組プロデューサーの村上雅通氏には、金陽会を取材するにあたり、さまざまな示唆を与えてもらった。何故にそんなにこの問題にこだわるのか、人びとのどこに惹かれるのか。それを突き詰めて見つめ、自分なりに答を見出すことができたのは、村上氏との、日常的なやりとりの中であった。

いつも仕事を応援してくれる夫、両親、子供たちにもこの場を借りて感謝の気持ちを表したい。最後になったが、この十年間、社会の網からこぼれ落ちた人たちの中にこそ、美しさ、優しさ、強さがあるということ、その人たちを見つめることで、真実が見えてくるということを教えてくださった、作家の辺見庸氏に心からお礼を申し上げたいと思う。

辺見氏には、表現とは孤独であること、また自己犠牲を伴うべきものであることなど、本当に多くのことを教えていただいた。取材も、また書くという経験もまだまだ浅い私ではあるが、私にとってこれらは、さまざまなことを考えるうえでの揺るぎのない指針となったし、これからも、いつまでも、それは変わらない。

本当に、ありがとうございました。心から感謝申し上げます。

二〇〇六年十月

井上　佳子

井上　佳子（いのうえ・けいこ）　1960年熊本県生まれ。1982年熊本大学卒業と同時に熊本放送入社。アナウンサー、報道記者を経て現在、報道制作局テレビ制作部ディレクター。

ラジオ、テレビでハンセン病療養所・菊池恵楓園に取材した番組の制作を続け、「出口のない街～ハンセン病・その証言～」で96年度日本民放連賞優秀賞受賞。取材記録をまとめた「孤高の桜」で2000年には第19回潮賞（ノンフィクション部門）を受賞。

壁《かべ》のない風景《ふうけい》
――ハンセン病《びょう》を生きる

二〇〇六年十一月十五日初版発行

著　者　井上佳子《いのうえけいこ》

発行者　三原浩良

発行所　弦　書　房

〒810-0041

福岡市中央区大名二―二―四三―三〇一

電　話　〇九二・七二六・九八八五

FAX　〇九二・七二六・九八八六

印刷　九州電算株式会社

製本　篠原製本株式会社

ISBN4-902116-70-7　C0095